von Ingrid

Dr. med. M. O. Bruker
Lebensbedingte Krankheiten

„Aus der Sprechstunde" Band 2

Dr. med. M. O. Bruker

Lebensbedingte Krankheiten

Früher: Krank durch Streß

Lebenskrisen, Ärger und Streß erlebt heute jeder. Dieses Buch beschreibt, wie Sie diesen Lebensbelastungen mit Erfolg begegnen können.

ISBN 3-89189-006-0

9. Auflage, 1988
72.–81. Tausend

Umschlaggestaltung: Hendrik van Gemert
Gesamtherstellung: Kösel, Kempten

Inhaltsverzeichnis

Vorwort

Dieser 2. Band der Buchreihe „Aus der Sprechstunde“ bildet mit dem 1. Band, der die ernährungsbedingten Zivilisationskrankheiten abhandelt, eine Einheit. Jeder Band für sich könnte den Eindruck erwecken, als ob in einseitiger Weise im einen Fall die Nahrung und im anderen die Lebensumstände als Krankheitsursachen überbewertet würden. Nur die Zusammenschau wird der Wirklichkeit des Lebens gerecht; seine Vielseitigkeit bringt auch eine Mannigfaltigkeit der Krankheitsursachen mit sich.

Der vorliegende Band hat eine besondere Entstehungsgeschichte. Seine Themen waren es, die überhaupt den Anstoß zur Herausgabe der Buchreihe gaben. Das kam so: Die Erklärung der Zusammenhänge zwischen Lebensumständen und Krankwerden erfordert in der ärztlichen Tätigkeit viel Zeit und Geduld. Solche Gedankengänge sind dem Kranken meist ganz ungewohnt, für einen Behandlungserfolg aber absolut unentbehrlich.

Die Erfahrung hat gezeigt, daß fast jeder Kranke dazu zu bringen ist, seine Lebensgewohnheiten zu ändern, wenn er die Notwendigkeit einsieht. Dazu ist aber unerläßlich, daß ihm genau begründet wird, warum die einzelnen Behandlungsmaßnahmen erforderlich sind. Eine Verordnung ohne Begründung wird nur selten befolgt. Was nützt ein guter Ratschlag, der nicht befolgt wird, und das beste Medikament, das nicht eingenommen wird? Um dies zu erreichen, lassen sich zeitraubende Erklärungen oft nicht umgehen. Meist fehlt aber dem Arzt die notwendige Zeit, sowohl in der Sprechstunde wie im Krankenhaus.

Da aber die Krankheitsursachen immer dieselben sind, war es naheliegend, diejenigen Fragen, die immer wiederkehren und für die meisten Kranken Gültigkeit haben, zwecks Zeitersparnis gemeinsam zu behandeln. Dadurch bleibt dann mehr Zeit übrig, um mit jedem einzelnen Kranken im persönlichen Gespräch seine besonderen Probleme besprechen zu können.

Als Lösung bot sich an, die für alle Kranken gemeinsamen Probleme in Vorträgen zu erläutern, sie zugleich auf Tonbänder aufzunehmen, damit sie jedem Kranken jederzeit zur Verfügung stehen. Haperte es z. B. bei jemandem an der Lösung von der Elternbindung und hatte ein Vortrag darüber früher stattgefunden, so wurde das entsprechende Tonband verordnet. So entstand allmählich eine große Sammlung, in der jedes einschlägige Thema behandelt ist.

Hier setzten nun die Wünsche der Patienten ein, diese Vorträge schriftlich zu besitzen, vor allem, um sie ihren Angehörigen zugänglich zu machen. Denn der Kranke erkannte richtig: Was nützen ihm seine Erkenntnisse, wenn deren Umsetzung in die Tat zu Hause deshalb auf Widerstand stößt, weil die anderen noch in ihren falschen Vorstellungen stecken.

Für den Kranken bedeutet es eine große Hilfe, wenn er das in Klinik und Sprechstunde Gelernte seinen Angehörigen und anderen Zweiflern schwarz auf weiß präsentieren kann. Dies erschien umso notwendiger, als das Gelernte in starkem Widerspruch zu den üblichen Anschauungen steht und deshalb bei der unwissenden Umwelt verständlicherweise auf erheblichen Widerstand stößt. Eine plausible Erklärung, weshalb die Dinge anders liegen als allgemein angenommen, kann hier Wunder wirken. Der Kranke hat es dann leichter, seinen als richtig erkannten Weg in Gemeinschaft mit den anderen zu gehen.

Aus solchen Vorträgen ist der vorliegende Band entstanden. Das gesprochene Wort ist aber anders als das geschriebene. Wenn auch bei der Umarbeitung vieles der Buchform angepaßt wurde, so wurde doch manches Eigentümliche des Vortrages bewußt erhalten. Diese persönliche Note mag für den einen anregend sein, für den anderen störend; diesen bitte ich um Nachsicht.

Darüber hinaus habe ich den Wunsch, daß die in diesem Band vorgetragenen Gedanken möglichst vielen eine echte Lebenshilfe werden.

Dr. med. M. O. Bruker
Arzt für innere Krankheiten

Lebensbedingte Krankheiten

Was mit „lebensbedingt“ gemeint ist

Bei der ärztlichen Beratung erweist es sich als zweckmäßig, wenn nicht sogar als notwendig, alle Krankheitsursachen, die mit der Lebensführung des Menschen und seinen täglichen Erlebnissen zusammenhängen, in einem einheitlichen Begriff zusammenzufassen. Für diesen Zweck wurde der Ausdruck *„lebensbedingt“* geschaffen.

So wie man von lebensnotwendig spricht und darunter alles versteht, was zum Leben notwendig ist, so mag es erlaubt sein, alles, was das tägliche Leben uns beschert und krank machen kann, als lebensbedingt zu bezeichnen. Es sei zugegeben, daß diese Bezeichnung infolge der Vielseitigkeit des Begriffs Leben – etwa im Gegensatz zum Tod oder als Gegenstück zur unbelebten Natur – ebenfalls vieldeutig ist und mißverständlich sein kann; aber dies hat er mit vielen – vor allem neu geschaffenen – Begriffen gemeinsam. Es ließ sich aber bisher keine passendere Bezeichnung finden, die wirklich all die vielseitigen Umstände erfaßt, die das tägliche Leben als mögliche Krankheitsursachen in sich schließt.

Prof. Selye verwendet für die vielfältigen gesundheitsschädigenden Einflüsse unserer Zivilisation und des modernen Lebens den Ausdruck *Stressoren.* Diese erzeugen *Stress.* Dieses Wort kommt aus dem Englischen als technische Bezeichnung für Druck, Belastung oder Spannung. Prof. Selye sagt dazu: *In der Medizin verstehen wir darunter verschiedenartige Reize und Schädigungen, die auf den Organismus einwirken können, aber auch die Antwort des Körpers auf diese Belastungen oder Stressoren.*

Sollen nun in der Behandlung nicht nur Symptome unterdrückt oder gemildert werden, sondern wird eine echte Heilung der Krankheit angestrebt, so müssen die Ursachen bekannt sein, die zur Krankheit geführt haben. Denn nur eine ursächliche Behandlung ist eine Heilbehandlung. In Band 1 ist dies ausführlich dargestellt.

Soweit nun die Krankheitsursachen im täglichen Leben begründet liegen, bezeichnen wir diese Krankheiten als lebensbedingt. Zu dem Themenkreis gehört alles, was mit zwischenmenschlichen Beziehungen zu tun hat, im Einzelfall die Ehe und das Nichtverheiratetsein, Belastungen durch Erlebnisse aller Art, Folgen der Erziehung und der Formung durch den Beruf und den Zeitgeist usw. Als Niederschlag treffen wir auf das Weltbild des Einzelnen, das Endergebnis seiner in der Vergangenheit erworbenen Erkenntnisse.

Wenn auch ein bestimmter Teil dieser Krankheitsursachen in den seelischen Bereich fällt, so ist es doch vorteilhaft, den Ausdruck *seelisch bedingt* bewußt zu vermeiden. Er ist zu eng, erfaßt nicht alle Gegebenheiten und gibt zu Mißverständnissen Anlaß. So wären z. B. Arbeitsüberlastungen und Schäden durch Genußmittelmißbrauch als seelisch bedingte Krankheiten schlecht charakterisiert.

Abgrenzung von den ernährungsbedingten Zivilisationskrankheiten

Vor allem aber hat sich eine Abgrenzung von den ernährungsbedingten Krankheiten (siehe Band 1) praktisch bewährt, obwohl auch die Ernährung ein – sogar wesentliches – Gebiet des täglichen Lebens ist und die ernährungsbedingten Zivilisationskrankheiten damit – strenggenommen – nur eine Untergruppe der lebensbedingten Krankheiten sind.

Natürlich spielen bei vielen Krankheiten beide Komponenten eine Rolle, sowohl Ernährungsfehler wie besondere Lebensumstände.

Trotzdem ist die Unterscheidung zwischen ernährungs- und anderweitig bedingten Krankheiten aus didaktischen Gründen notwendig. Denn für die Behandlung ist es von entscheidender Bedeutung, ob die Krankheit durch vitalstoffarme Ernährung oder durch seelische Belastungen, z. B. eine gestörte Ehe, bedingt ist. Ebenso wichtig ist es, den Anteil der beiden Komponenten jeweils zu erkennen.

Aufgrund meiner Veröffentlichungen über ernährungsbedingte Zivilisationskrankheiten erreichen mich viele Zuschriften mir unbekannter Patienten. Sie erwähnen bei der Schilderung ihrer Krankengeschichte, daß sie im Laufe der langen Krankheit schon alle möglichen Diäten ohne wesentlichen Erfolg durchprobiert hätten. Bei einem großen Teil dieser Kranken ist an der Art der Beschwerden deutlich zu erkennen, daß es sich nicht um ernährungsbedingte, sondern um lebensbedingte Krankheiten handelt.

Dies deckt sich mit der Beobachtung aus der Praxis, daß bei vielen derjenigen Kranken, die sich um eine richtige Ernährung bemühen und sich deshalb intensiv mit Ernährungsfragen beschäftigen, überhaupt keine ernährungsbedingten Krankheiten vorliegen. Und merkwürdigerweise finden sich umgekehrt unter den zahlreichen Kranken, bei denen die Krankheitsursachen in der Ernährung liegen, viele, die infolge Unkenntnis der Zusammenhänge die Ursachen in anderen Lebensgebieten suchen.

Das Eigenartige geht soweit, daß die Patienten mit ausgesprochen ernährungsbedingten Krankheiten sich besonders nachhaltig gegen eine Umänderung der Ernährung wehren und dazu neigen, sich psychotherapeutisch beraten zu lassen, während umgekehrt Kranke mit ausgesprochen lebensbedingten Krankheiten sich gegen eine Lebensberatung (Psychotherapie) sträuben und ihr Heil oft in der Einhaltung strenger Diätformen suchen. Diese Beobachtungen sind so häufig, daß man fast von einer Regel sprechen könnte. Mancher hält z. B. seine Stuhlverstopfung für spannungsbedingt und könnte durch Richtigstellung seiner Ernährung seine Störung in drei Tagen beseitigt haben. Siehe Band 4 der Buchreihe: Stuhlverstopfung in drei Tagen heilbar.*

Psychologisch gesehen läßt sich für diese merkwürdige Regel wohl eine Erklärung geben: Die unbewußte Verhaltensweise ermöglicht es jeder Gruppe, sich gerade um den springenden Punkt in ihrem Leben herumzudrücken. Der

---

* E.M.U.-Verlag, 5420 Lahnstein.

Unwissende kann unbefangen seine Fehler fortsetzen, Wissen aber verpflichtet.

Zusammenhänge zwischen Lebensanschauung und Krankheit schwierig zu erkennen

In der Sprechstunde zeigt sich, daß die Kenntnisse der Patienten auf dem Gebiet der lebensbedingten Krankheiten ebenso gering sind und in ähnlicher Weise falsche Vorstellungen vorhanden sind wie bei den ernährungsbedingten Zivilisationskrankheiten. Es besteht nun die Aufgabe, die besonderen Schwierigkeiten aufzuzeigen, die sich der Erkennung von Zusammenhängen zwischen Lebensanschauung und Krankheit entgegenstellen.

Wenn jemand beim Fall von der Treppe das Bein quetscht, anschließend Schmerzen hat und das Bein nicht richtig gebrauchen kann, so ist für den Kranken der Zusammenhang zwischen der Verletzung und den Folgen eindeutig klar. Der Fall enthält nichts Problematisches. Etwas schwieriger ist es schon, den Beweis zu erbringen, daß ein Mangel an Vitalstoffen in der Nahrung erst nach Jahrzehnten zu Krankheiten führt. Aber an Hand von Experimenten und wissenschaftlichen Beobachtungen ist auch dies nachweisbar und begreifbar.

Erheblich schwieriger sind die Zusammenhänge zwischen Erlebnissen und Funktionsstörungen im menschlichen Organismus *beweisbar* und erklärbar. Bei dem Beispiel der Verletzung sind die Vorgänge rein mechanisch erklärbar, im Fall des Vitalstoffmangels sind zum Verständnis der Zusammenhänge chemische Kenntnisse nötig, die ohne größere Schwierigkeit vermittelt werden können. Wenn es aber um Beziehungen zwischen dem geistig-seelischen Bereich und Körperfunktionen geht, stößt die Erklärung auf eine Reihe von Schwierigkeiten. Diese liegen, wie die Beobachtungen in der täglichen ärztlichen Sprechstunde zeigen, weniger darin, daß zum Verständnis ein gewisser Intelligenzgrad nötig ist, sondern weit mehr darin, daß, ähnlich wie auf dem Nahrungsgebiet, in diesem Lebensbereich falsche Vorstellungen und ungenügende Kenntnisse vorhanden sind.

Ist eine unglückliche Ehe „nur nervös"?

Nehmen wir einen einfachen Fall, daß eine Patientin erkannt hat, daß ihre Ehe nicht die Erfüllung gebracht hat, die sie erwartet hatte. Dabei soll es zunächst gleichgültig sein, wodurch im einzelnen der Tatbestand der unglücklichen Ehe bedingt ist. Die Patientin kommt nun zum Arzt und klagt über gestörten Schlaf, depressive Verstimmungen, Kopfschmerzen, Angstzustände und Beklemmungen in der Herzgegend. Selbstverständlich erzählt sie nichts von ihrer Ehe.

Bei dem ersten Versuch des Arztes, durch eine Frage anzudeuten, ob nicht zwischen körperlichen Beschwerden und dem Leben ein Zusammenhang bestehen könnte, stößt er meist auf Ablehnung, Verneinung, Bagatellisierung oder Entrüstung. Nur selten wird anfangs ein Zusammenhang bejaht oder als möglich zugegeben. Es erscheint daher zunächst wichtig, der Frage nachzugehen, wie es zu diesem Verhalten kommt.

Den Schlüssel geben meistens die Worte, mit denen die Ablehnung des Zusammenhangs zwischen Lebensproblemen und Krankheit ausgedrückt wird. Die Patientin sagt: *Ach, Herr Doktor, Sie meinen, es sei bei mir alles „nur nervös"*. Diese wenigen Worte offenbaren nicht nur klar ihre falsche Krankheitsauffassung, sondern sie geben auch Einblick in ihre religiöse und weltanschauliche Haltung, ohne daß sie sich dessen bewußt ist. Um die Tragweite dieser Worte, die die ganze *Patientenphilosophie* enthalten, verstehen zu können, ist es nötig, sie genau zu analysieren.

Die Verwechslung von seelisch und nervös

Zunächst erkennen wir, daß die Patientin anscheinend mit dem Wort *nervös* ausdrücken will, daß sie den *seelischen Bereich* und *nervös* gleichsetzt. Durch den Zusatz *nur* soll zum Ausdruck kommen, daß der seelische Bereich im Krankheitsgeschehen gewissermaßen von geringerem Gewicht ist. Wenn es das Organ Herz wäre, ja dann hätte es schweres Gewicht; aber wenn es *nur* nervös ist, dann müßte sie sich ja schämen, wegen so etwas, das sozusagen gar nicht zählt und ernst zu nehmen ist, den Arzt zu belästigen. Auf alle Fälle gibt sie mit ihrem Ausspruch deutlich zu erkennen, daß sie die etwaige Diagnose *nur nervös* als abwertend ablehnen würde. Sie will auch zu verstehen geben, daß sie den Ausdruck *nur nervös* so auffaßt, als bedeute es, daß der Arzt ihren Beschwerden nicht die nötige Bedeutung zuerkenne. Es steckt sogar so etwas wie ein Vorwurf dahinter, als ob der Arzt, wenn er auf seelische Ursachen zu sprechen kommt, damit sagen wolle, daß die Beschwerden nicht ernst zu bewerten oder sogar eingebildet seien.

Aus der überschießenden und ablehnenden Reaktion der Patientin ist jedenfalls ablesbar, daß sie eine Einbeziehung seelischer Gesichtspunkte als moralisch abwertend ansieht. Wie ist aber ein solches Mißverständnis möglich, und – was noch wichtiger ist – wie ist eine so falsche, allgemein verbreitete Vorstellung entstanden?

Verständigung setzt klare Begriffe voraus

Da es zunächst ganz offensichtlich ist, daß die Verwechslung des Wortes *nervös* mit *seelisch* bei diesem Mißverständnis eine wesentliche Rolle spielt, erscheint eine Begriffsbestimmung des Wortes *Nerven* und *nervös* und des Wortes *Seele* und *seelisch* im medizinischen Bereich unerläßlich. Wir werden im weiteren sehen, daß ein großer Teil der fehlerhaften Vorstellungen, die sich im Volk auf dem Gebiet der lebensbedingten Krankheiten entwickelt und festgesetzt haben, nur durch ungenaue Begriffsbestimmungen entstanden ist. Jede Diskussion über bestimmte Fragen muß zwangsläufig in einem Gewirr von Mißverständnissen enden, wenn versäumt wird, vorher eine exakte Definition der zur Debatte stehenden Begriffe zu geben. Wir werden im Lauf der Besprechung der aus dem *Leben* entspringenden Krankheiten noch manches Mal gezwungen sein, darauf hinzuweisen, wieviele Mißverständnisse durch unklare, doppeldeutige und verschwommene Begriffe zustande kommen.

Die vieldeutige Benützung des Begriffs Nerven bringt Verwirrung

Kehren wir zunächst zu dem Begriff *Nerven* zurück. Er ist auf medizinischem Gebiet sicher der verschwommenste, unexakteste und dadurch unbrauchbarste Begriff, der im Leben der Menschen mehr Unheil angerichtet hat und noch anrichten wird, als es Alkohol und Tabak zusammen vermochten. Gelänge es, dieses Wort auszurotten, wäre einer der größten Fortschritte in der Medizingeschichte erzielt, da dann dem verschwommenen Denken der Boden entzogen wäre und der Zwang bestünde, sich klar und unmißverständlich auszudrücken. Kung Fu-tse sagt: *Wenn die Begriffe nicht richtig sind, so stimmen die Worte nicht, und stimmen die Worte nicht, so kommen auch die Werke nicht zustande.*

Doch gehen wir der Sache genau nach und decken die Gründe für unsere schwerwiegende Behauptung auf.

Nervensystem ist ein echtes Organ, keine Einbildung

Ursprünglich verband sich mit dem Wort Nerven im medizinischen Sprachgebrauch ein exakter Begriff. Die Summe aller Nerven im menschlichen Körper wird als Nervensystem bezeichnet. Das Nervensystem ist ein inneres Organ wie die Leber, das Herz oder die Lunge. Damit ist bereits die erste wichtige Feststellung getroffen, daß die Nerven ein ganz konkretes Ding sind und nicht, wie die meisten Menschen meinen, ein nur in der Einbildung existierendes, unfaßbares und verschwommenes Nichts. Das Nervensystem, das aus dem Gehirn, dem Rückenmark und den in den Körper gehenden sogenannten peripheren Nerven besteht, ist das Organ, das die Verbindung mit der Außenwelt herstellt und zugleich die inneren Organe zu einer funktionellen Einheit verbindet. Die Nervenzellen sitzen vorwiegend im Gehirn und Rückenmark, und ihre Fortsätze, die zu den einzelnen Körperzellen ziehen, sind die Nervenstränge. Darin, daß jede Körperzelle an das Nervensystem angeschlossen und praktisch durch diese Verbindung jede Körperzelle mit jeder anderen elektrisch verbunden ist, liegt die überragende Bedeutung dieses verknüpfenden Systems. Nichts kann im Körper an einer Stelle geschehen, ohne daß es vom Nervensystem registriert wird; und durch seine Vermittlung kann sich jeder Vorgang an einer beliebig anderen Stelle im Körper und in mannigfaltiger Weise auswirken.

Sind Nerven ein Nichts?

Die Existenz des Nervensystems wurde etwas ausführlich erwähnt, da die meisten Menschen zwar wissen, daß es ein Herz gibt und daß dies ein wirkliches vorhandenes Organ ist. Auch können sich alle unter Herz, Leber, Lungen und

Nieren etwas Konkretes vorstellen. Aber vom Nervensystem haben viele eine verschwommene Vorstellung; sie glauben nicht an seine wirkliche Existenz. Sie rechnen das Nervensystem auch nicht zu den inneren Organen; denn wenn der Arzt sagt: *Ihr Nervensystem ist krank,* dann sagt der Kranke sofort: *Also bin ich nicht „organisch" krank.* Denn das Nervensystem ist für ihn ein *Nichts.* Wenn er es *an den Nerven hat,* ist er logischerweise gar nicht krank. Auch dieser Weg führt also zwangsläufig zu der Erklärung, daß seine Erkrankung nicht existent, also *nur eingebildet* ist.

Es ist bereits offensichtlich, daß diese widersinnige Schlußfolgerung lediglich daraus resultiert, daß der Begriff Nerven zweimal in ganz verschiedenem Sinne gebraucht wird.

Achten wir aber etwas genauer auf die Äußerungen unserer Patienten, dann kommen wir zu dem Ergebnis, daß der Begriff *Nerven* nicht nur zwei Bedeutungen hat, sondern noch eine ganze Reihe anderer.

„Nerven" = geisteskrank?

Muß beispielsweise der Arzt anläßlich einer Untersuchung für eine Lebensversicherung einen

Fragebogen ausfüllen, in dem es unter anderem heißt: *Sind in Ihrer Familie Geisteskrankheiten vorgekommen?*, dann kann es sein, daß der Antragsteller antwortet: *Ja, ein Onkel hatte es an den Nerven.* Bei genauerem Fragen stellt sich dann heraus, daß dieser Verwandte geisteskrank war. Hier haben wir also eine dritte Bedeutung der Nerven. Die Scheu der Menschen vor dem für sie Unheimlichen einer Geisteskrankheit kommt unter anderem auch darin zum Ausdruck, daß sie das Wort Geisteskrankheit so gut wie möglich meiden. Das Allerweltswort Nerven muß auch diese Lücke füllen.

„Nerven" = gestörte Organfunktionen

Hat ein Kranker Magenbeschwerden und es findet sich bei der Röntgendurchleuchtung kein Befund, der mit dieser Untersuchungsmethode feststellbar ist, also kein Geschwür und keine Geschwulst, so wird dem Kranken gesagt, sein Magenleiden sei *nervös,* oder *es seien die Magennerven,* was dasselbe bedeuten soll. Dieser Kranke hat es also auch an den *Nerven,* aber diesmal ist wieder etwas ganz anderes damit gemeint. Es soll damit ausgedrückt werden, daß am Magen keine sichtbaren Formveränderungen nachweisbar sind, sondern daß die Funktion des Magens gestört ist. Es kann z. B. sein, daß der Magen zu einem Zeitpunkt viel Magensäure absondert, in dem er eigentlich wenig Säure produzieren sollte, und daß er zu einem anderen Zeitpunkt gerade wenig Säure bildet, wenn viel Säure zum Verdauungsgeschäft nötig wäre. Für diese Leistungsstörung, für diese gestörte Funktion, wird nun unglücklicherweise wieder das Wort *Nerven* gebraucht und noch dazu in einer stilistisch unmöglichen Form.

Wenn man nämlich sagt, das Magenleiden sei nervös, dann bedeutet dies wörtlich, daß das *Leiden nervös* ist. Wenn man aber im allgemeinen Sprachgebrauch von einem *nervösen* Menschen spricht und damit meint, daß er ein aufgeregter, unruhiger und unausgeglichener Mensch ist, dann soll doch ganz offensichtlich das Eigenschaftswort nervös eine menschliche Charaktereigenschaft ausdrücken. Wenn also ein *Mensch* nervös sein kann – und jedermann versteht, was damit gemeint ist –, dann kann *ein Leiden* nicht auch die Charaktereigenschaft *nervös* haben. Dies würde streng genommen bedeuten, daß die Krankheit aufgeregt, unruhig und unausgeglichen sei. Aber offensichtlich soll mit dem *nervösen* Magenleiden kein solcher Unsinn ausgedrückt werden.

Oder ist damit gemeint, daß nicht das Leiden nervös sei, sondern der Magen? Dann wäre es mindestens eine Stilblüte wie ein gedörrter Obsthändler.

Der Unsinn des „nervösen Magenleidens“

Aber sehen wir von den stilistischen Fehlern ab. Wir müssen uns vielmehr dieselbe Frage wie bei anderen *nervösen Leiden* vorlegen: gibt es einen *nervösen* Magen? Wenn es das gibt, was wir als nervösen Menschen bezeichnen, dann kann es keinen nervösen Magen geben, es sei denn, wir benützen das Wort nervös wieder in zwei verschiedenen Bedeutungen. Wenn von einem nervösen Magen gesprochen wird, dann soll doch damit ausgesagt werden, daß er Eigenschaften hat wie ein Mensch. Oder ist etwa damit gemeint, daß der Magen eines nervösen Menschen damit ein Nervöser-Mensch-Magen ist oder nimmt man stillschweigend an, daß der Magen eines nervösen Menschen die Eigenschaften seines Herrn annimmt und auch nervös ist?

Dieser Auffassung widersprechen aber zwei Beobachtungen: wenn die Nervosität eines Menschen sich auch an den inneren Organen äußern würde, müßten ja alle Organe nervöse

Eigenschaften haben. Warum sollte dann nur der Magen nervös sein, wenn der Mensch nervös ist und nicht auch die Niere und die Leber?

Die zweite Beobachtung, die gegen diese Auffassung spricht, ist die Tatsache, daß es genug nervöse Menschen gibt, die keinen *nervösen* Magen haben und daß es viele *nervöse* Mägen gibt, deren Träger die Ruhe selbst sein können. So verschwommen der unglückliche Begriff *nervös* auch sein mag, auf alle Fälle ist soviel klar, daß mit dem nervösen Magen etwas ausgedrückt werden soll, was mit den anderen Nervenbegriffen nichts gemeinsam hat.

Wir haben damit eine vierte Bedeutung des Wortes Nerven kennengelernt: die funktionelle Störung eines Organs. Auf die genauere Definition soll weiter unten noch näher eingegangen werden, da sie von grundsätzlicher Bedeutung für das Verständnis der lebensbedingten Krankheiten ist.

Eine Krankheit kann nicht nervös „bedingt“ sein

Obwohl die Verwirrung jetzt schon ziemlich groß ist, stehen wir erst am Anfang. Es ist ganz einfach, das Durcheinander noch zu steigern, indem man zu dem Wort *nervös* noch den Ausdruck *bedingt* dazusetzt.

Man spricht dann nicht mehr von einem nervösen Magenleiden, sondern von einem nervös bedingten. Plötzlich wie bei einem Kartentrick ist nun der Magen nicht mehr nervös, sondern nun ist die Magenkrankheit durch die *Nerven* bedingt. Nun sind also die Nerven *die Ursache*, und es ist wiederum ganz offensichtlich, daß dies – wenigstens in manchen Fällen – eine verbrämte Ausdrucksweise für *seelisch bedingt* sein soll. Damit wären wir wieder bei der anfangs schon gerügten Verwechslung von seelisch und nervös. Der Ausdruck *nervös bedingt* läßt aber noch eine andere Deutung zu: es kann damit auch gemeint sein, daß die Krankheit nicht seelisch, sondern durch eine Störung des vegetativen Nervensystems bedingt sei.

Neuerdings bürgert sich statt des vieldeutigen Eigenschaftswortes *nervös* der häßliche Ausdruck *nervlich* ein. Eine Krankheit kann niemals im strengen Sinne des Wortes *nervlich bedingt* sein, genauso wenig wie es eine hautlich oder leberlich oder nierlich bedingte Krankheit geben kann. Denn nach dem Sprachgebrauch müßte man darunter verstehen, daß die Nerven, die Haut, die Leber oder die Nieren die Ursache der Krankheit wären. Aber wenn sich eine Krankheit an dem Nervensystem, an der Haut, an der Leber oder an den Nieren äußert, dann ist das betroffene Organ doch nicht die Ursache. Ist aber mit *nervlich* bedingt *seelisch* bedingt gemeint, dann sollte auch der Mut aufgebracht werden, *seelisch* zu sagen. Es soll jetzt schon darauf hingewiesen werden, daß es kein Zufall ist, wenn das Wort *seelisch* meist peinlich vermieden wird und dafür das Wort *Nerven* herhalten muß. Auf die Gründe wird später eingegangen werden.

Nerven können nicht zusammenbrechen

In dem Wort *Nervenzusammenbruch* begegnen wir wiederum verschiedenen Bedeutungen der *Nerven.* Natürlich können Nerven ebensowenig zusammenbrechen wie die Haut, die Lungen oder ein Auge. Deshalb sollte man so ein dummes Wort auch nicht benützen, genausowenig wie wir von einem Lungenzusammenbruch sprechen, wenn wir eine akute Lungenerkrankung vor uns haben. Denn gemeint ist immer ein eindrucksvolles Krankheitsgeschehen. Die Patienten, die von ihrem früheren Nervenzusammenbruch erzählen, meinen damit ganz verschiedene Dinge; der eine möchte damit eine

Geisteskrankheit verleugnen, der andere meint damit eine auswegslose Lebenssituation; ein Dritter gebraucht das Wort, um sich damit interessant zu machen. Ein Vierter reagiert auf ein schockierendes Erlebnis mit körperlichen Krankheitserscheinungen und sagt *Nerven*-Zusammenbruch, obwohl er im stillen einen *seelischen* Zusammenbruch meint. Aber auch von einem seelischen Zusammenbruch kann keine Rede sein, da die seelische Erschütterung meist zum Gegenteil eines Zusammenbruchs, nämlich zu einer alarmierenden Reaktion führt.

Hinter „Nerven" verstecken sich unklare Diagnosen oder Fehldiagnosen

Die Verwirrung kann aber noch gesteigert werden, indem man das Wort *nervös* für alles verwendet, was auf diagnostischem Gebiet unklar ist. Und davon wird reichlich Gebrauch gemacht. Wenn ein Kranker selbst seine Krankheit nicht versteht, so tröstet er sich damit, daß wohl alles nervös sei. Wenn ein Gesunder mit einem Kranken zu tun hat, dessen Krankheit ihm unklar ist, dann ist er rasch mit der Lösung bei der Hand: es werden wohl die Nerven sein. Und wenn der Kranke dem Arzt zu verstehen geben will, daß er sich außer den örtlichen Beschwerden auch im ganzen nicht wohlfühlt, dann sagt er zum Schluß zusammenfassend: *Und mit den Nerven stimmt's bei mir auch nicht.* Und wenn er zum Ausdruck bringen will, daß die Krankheit ihm nicht nur körperliche Beschwerden macht, sondern daß auch sein Gemütsleben daran beteiligt ist und seine Konzentrationsfähigkeit nachgelassen hat, dann sagt er: *Und mit den Nerven bin ich auch ganz herunter.*

Während ich dies schreibe, werde ich zu einer Patientin mit einer akuten fieberhaften Erkrankung gerufen. Nachdem sie die einzelnen Beschwerden geschildert hat, sagt sie unvermittelt: *Ich weiß gar nicht, ich fühle mich im ganzen so schlecht, das müssen wohl die Nerven sein.* Auf meine Frage, wie sie darauf käme, meinte sie, sie habe schlecht geschlafen und das käme doch von den Nerven.

Ich möchte die Anregung geben, doch jedermann, der das Wort Nerven benützt, zu fragen, was er denn darunter versteht. Jahrzehntelang habe ich dies getan und dabei festgestellt, daß kaum jemand zu finden ist, der eine klare Vorstellung von Nerven hat; die meisten kommen in Verlegenheit, da sie nichts zu sagen wissen.

Vermeidung des Begriffs „Nerven“ zwingt zu Klarheit

Angesichts dieses Tatbestandes ist es nicht vertretbar, einen so verschwommenen Begriff als Diagnose zu gebrauchen. Tatsächlich wird aber die Diagnose *das ist bei Ihnen alles nervös* oder *das sind bei Ihnen die Nerven* außerordentlich häufig gestellt, mindestens wird die Krankheit mit diesen Worten erklärt. Dieser unhaltbare Zustand verpflichtet, dem Kranken zu zeigen, was sich alles hinter diesem unheimlichen Sammelbegriff verbirgt.

Wir haben nun die vieldeutige Verwendung des Wortes *Nerven* erlebt: Mal soll wirklich eine Krankheit des Nervensystems damit gemeint sein, mal ist es eine Geisteskrankheit, dann bedeutet es Einbildung, dann eine seelische Krankheit, dann eine seelisch bedingte körperliche Krankheit, dann eine Krankheit des vegetativen Nervensystems, dann ist es der Ausdruck einer funktionellen Störung, zudem ist es der Sammelbegriff für alle unklaren, unverständlichen und unverstandenen Krankheiten, und schließlich ist es eine Art Schimpfwort im Sinne von Hysterie.

Es wird jeder zugeben, daß eine fruchtbare Auseinandersetzung mit einem Begriff, der in so vielseitiger Bedeutung angewandt wird, von vornherein zum Scheitern verurteilt ist, es sei denn, es wird jedes Mal, wenn das Wort Nerven benützt wird, genau definiert, was in diesem Fall gemeint ist. Es ist aber einleuchtend, daß eine erfolgsversprechende Verständigung durch unentwegtes Definierenmüssen sehr erschwert wird.

Es gibt aber einen einfacheren Weg, zur Klarheit zu kommen. Er besteht darin, das Wort Nerven überhaupt grundsätzlich nur in *einer* Bedeutung zu verwenden und sonst strengstens zu meiden. Dann ergibt sich ganz von selbst die Notwendigkeit, die Dinge exakt beim Namen nennen zu müssen und jeweils so genau zu präzisieren, daß ein Mißverständnis und Aneinandervorbeireden infolge unscharfer und verschwommener Begriffe nicht mehr möglich ist.

In Befolgung dieser Regel wird im Folgenden das Wort Nerven nur in der ursprünglichen Bedeutung verwendet, nämlich als Bezeichnung für das Körperorgan Nervensystem. Die Verwendung in allen anderen mißverständlichen Bedeutungen wird streng gemieden. In dem damals von mir geleiteten Krankenhaus Eben-Ezer in Lemgo wurde dieser Grundsatz 28 Jahre kompromißlos durchgeführt wie auch später in der Psychosomatischen Klinik in Bad Salzuflen und anschließend im Krankenhaus Lahnhöhe in

Lahnstein. Die daraus entspringende Klarheit hat sich mindestens so segensreich ausgewirkt wie die Durchführung der Vollwertkost.

Um dies verstehen zu können, müssen wir uns noch näher mit Einzelheiten befassen. Dazu ist zuerst eine genaue Kenntnis des *vegetativen Nervensystems* nötig.

Das vegetative System und seine Aufgaben

Wer von der Existenz des vegetativen Nervensystems nichts weiß und seine vielseitigen Aufgaben nicht kennt, dem werden die meisten Krankheiten, die im Rahmen der Stress-Situation des Menschen im heutigen Leben entstehen – wir haben sie als lebensbedingt bezeichnet –, ein Buch mit sieben Siegeln bleiben. Das Nervensystem wird in funktioneller Hinsicht in das animale und vegetative Nervensystem eingeteilt. Diejenigen Funktionen, die wir nicht nur beim Menschen und Tier, sondern auch bei der Pflanze finden, bezeichnen wir als *vegetative.* Dazu gehören vor allem die Vorgänge der Nahrungsaufnahme und Verdauung, der Stoff- und Energiewechsel, die Atmung und der Kreislauf. Demgegenüber verstehen wir unter *animalen* Funktionen diejenigen, die nur beim Menschen und den höheren Tieren vorkommen; sie befähigen das höhere Wesen zu aktiver Stellungnahme gegenüber den Einwirkungen der Außenwelt.

Dementsprechend haben auch der animale und vegetative Anteil des Nervensystems verschiedene Aufgaben zu erfüllen.

Das animale Nervensystem steuert die vom Willen abhängigen Funktionen, z. B. die willkürlichen Bewegungen der Skelettmuskulatur. Die Abhängigkeit dieser Tätigkeit vom Willen wird daran deutlich, daß ich z. B. meine Hand öffnen und schließen kann, so oft ich das *will.* Im Gegensatz dazu steuert das vegetative Nervensystem alle Funktionen des Organismus, die automatisch und unabhängig vom Willen ablaufen. Man nannte das vegetative Nervensystem deshalb auch das autonome, d. h. das nach eigenen Gesetzen selbständig handelnde. Die Absonderung des Magensaftes, die Darmtätigkeit, der Gallenfluß, die Schweißabsonderung, die Eng- oder Weitstellung der Blutgefäße sind Funktionen, die vegetativ gesteuert werden; es ist unmöglich, mit dem Willen auf diese Abläufe einzuwirken.

Ob das Herz schnell oder langsam schlägt, wird nicht von ihm selbst, sondern vom vegetativen Nervensystem bestimmt. Ob ein Mensch viel oder wenig schwitzt, entscheiden nicht die

Schweißdrüsen, sondern dies reguliert die übergeordnete Zentrale, eben das vegetative Nervensystem. Allerdings ist an dieser Steuerung nicht nur das Nervensystem beteiligt, sondern auch das System der inneren Drüsen. Beide Systeme sind in ihrer Funktion eng miteinander verflochten; man faßt sie deshalb auch als *vegetatives System* zusammen. Dabei kommt dem Anteil des Nervensystems die rasche Einwirkung zu, während die innersekretorischen Drüsen durch Absonderung von Hormonen mehr eine allmähliche Dauereinstellung der Organfunktionen vornehmen.

Das Zusammenspiel des vegetativen Nervensystems und der inneren Drüsen kommt auf zweifache Weise zustande. Die Produktion der Hormone in den inneren Drüsen und ihre Abgabe in das Blut wird durch das vegetative Nervensystem geregelt, und die Hormone wirken ihrerseits wieder auf die vegetativen Nerven steuernd ein.

Der Sympathikus und sein Gegenspieler Vagus

Innerhalb des vegetativen Nervensystems müssen wir einen *sympathischen* und einen *parasym-*

pathischen Anteil unterscheiden. Wenn am Steuerrad des Autos nach rechts gedreht wird, fährt das Auto nach rechts, dreht man das Rad nach links, fährt es nach links. In ähnlicher Weise werden nun die Funktionen aller inneren Organe durch den Sympathikus und seinen Gegenspieler, den Parasympathikus, der auch Vagus genannt wird, gesteuert. Zu diesem Zweck ist jedes Organ sowohl mit Nervenfasern des Sympathikus wie mit Fasern des Vagus versorgt. Eine Erregung des Sympathikus bewirkt z. B. beim Herzen eine Beschleunigung des Herzschlags, eine Reizung des Vagus eine Verlangsamung, und umgekehrt bewirkt eine Bremsung des Sympathikus eine Pulsverlangsamung, und eine Bremsung des Vagus eine Beschleunigung. So wird die Herztätigkeit, wie ein Pferd an zwei Zügeln, vom Sympathikus und Vagus dirigiert.

In gleicher Weise werden die Funktionen sämtlicher Verdauungsorgane und der Blutgefäße gesteuert, wobei genau umgekehrt wie beim Herzen die Darmbewegung durch Sympathikusreizung verlangsamt und durch Vagusreizung beschleunigt wird. Bei den Blutgefäßen bewirkt eine Reizung des Sympathikus eine Verengung bestimmter Blutgefäße, während andere Gefäßbezirke erweitert werden; bei der Reizung des Vagus ist es entsprechend umgekehrt.

Die enge Zusammenarbeit des Nervenanteils des vegetativen Systems mit den inneren Drüsen wird noch besser verständlich, wenn man weiß, daß bestimmte Hormone auf den Sympathikus und andere auf den Vagus reizend bzw. lähmend wirken. Das Adrenalin z. B. ist ein Hormon des Nebennierenmarks und bewirkt Sympathikusreizung; eine vermehrte Ausschüttung dieses Hormons hat also genau dieselbe Wirkung wie eine Sympathikusreizung; nur kann mit einer Reizung des Sympathikus eine sekundenschnelle Wirkung hervorgerufen werden, während die chemische Steuerung durch das Hormon eine langsamer einsetzende Wirkung hat.

Soll nun aus irgendeinem Grund eine lang anhaltende Organleistung im Sinne einer Sympathikusreizung erzielt werden, so kann dies am einfachsten dadurch erreicht werden, daß das Nebennierenmark laufend auf eine vermehrte Produktion von Adrenalin eingestellt wird. Da aber eine Sympathikusreizung immer gleichzeitig eine vermehrte Hormonproduktion im Nebennierenmark mit sich bringt und eine vermehrte Hormonabsonderung ihrerseits wieder eine verstärkte Sympathikusreizung hervorruft, ist es berechtigt, das *elektrische* System der Nerven mit dem chemischen System der inneren Drüsen zu einem einheitlichen System, eben dem *vegetativen System,* zusammenzufassen. Beide bilden zusammen eine funktionelle Einheit.

Diese Darstellung ist zum besseren Verständnis etwas vereinfacht und schematisiert. In Wirklichkeit liegen die Verhältnisse komplizierter. Wenn z. B. die Erregbarkeit des Herzens durch vermehrte Kalziumzufuhr verändert wird, so bewirkt eine Vagusreizung nicht mehr eine Hemmung, sondern eine Steigerung. Das heißt, daß ein und derselbe Reiz ganz verschiedene Wirkung haben kann, je nach den begleitenden Umständen und der Ausgangslage. Eine Gebärmutter kann zu bestimmten Zeiten der Schwangerschaft auf einen Vagusreiz genau umgekehrt reagieren wie das nicht schwangere Organ.

Sämtliche Vorgänge im menschlichen Organismus werden vegetativ gesteuert

Wir können von einer genaueren Darstellung dieser in Wirklichkeit sehr komplizierten Verhältnisse absehen, da es in diesem Zusammenhang nur um die Erkenntnis geht, daß sämtliche Vorgänge im menschlichen Organismus vegetativ gesteuert werden. Aber nicht nur die Tätigkeit der einzelnen inneren Organe wird auf diese Weise gelenkt, sondern auch *das Zusammenspiel der einzelnen Organe untereinander* setzt eine übergeordnete regulierende Zentrale voraus. So wissen wir heute, daß in bestimmten Regionen des Gehirns vegetative Regulationszentren vorhanden sind; in diesen entwicklungsgeschichtlich ältesten Hirnteilen, dem sogenannten, Stammhirn, in dem Hirnanhang, der Hypophyse, und in ihrer Umgebung liegen Zentren, in denen Stoffwechselvorgänge, der Wasserhaushalt, der Schlaf-Wach-Rhythmus und viele andere vegetative Funktionen gesteuert werden. Das enge Verflochtensein der hormonell gesteuerten chemischen Vorgänge mit dem Nervensystem läßt sich schon an der engen räumlichen Nachbarschaft der Hypophyse, der Königin der inneren Drüsen, mit dem Gehirn ablesen. Wie wir schon am Beispiel der Nebenniere sahen, wird auch die Tätigkeit der Hypophyse, einem erbsengroßen Anhängsel des Gehirns, sowohl vom Gehirn wie durch die Hormone der anderen inneren Drüsen gesteuert; umgekehrt wirken auch die Hormone der Hypophyse steuernd auf das Nervensystem und die anderen inneren Drüsen.

Auch an diesem Beispiel läßt sich die Einheit des vegetativen Systems und seine beherrschende Stellung erkennen.

2 Typen: Der Sympathikotoniker und der Vagotoniker

Man kann die Menschen nach der Beschaffenheit ihres vegetativen Systems einteilen. Bei manchen überwiegt von Natur aus während des ganzen Lebens der Sympathikus den Vagus und bei anderen ist der Vagus ständig der Tonangebende. Dementsprechend spricht man von *Vagotonikern und Sympathikotonikern.* Es ist wichtig, diese individuelle Verschiedenheit zu kennen, da sonst die Gefahr besteht, daß normale Befunde als krankhaft angesehen werden und umgekeht. Ein Vagotoniker z. B. hat normalerweise in Ruhe immer einen niedrigeren Blutdruck als ein Sympathikotoniker. Wird dieser Typenunterschied nicht berücksichtigt, geschieht es leicht, daß der normale Druck des Vagotonikers als zu niedrig und der des Sympathikotonikers als zu hoch bezeichnet wird. Dadurch können sich leicht untaugliche Behandlungsversuche am untauglichen Objekt ergeben.

Bei Zigarettenrauchern werden sich die Schädigungen an ganz verschiedenen Organsystemen bemerkbar machen, je nachdem, ob es sich um einen Vagotoniker oder Sympathikotoniker handelt. Der Vagotoniker bekommt ein Magen- oder Zwölffingerdarmgeschwür und Verstopfungsneigung, während der Sympathikotoniker später eher an einer Herzkranzgefäßverengung erkrankt. Man wird also bei einem Sympathikotoniker, der Magenbeschwerden hat, nicht so sehr an ein Magengeschwür denken. Genauere Untersuchung des Patienten wird dies meist bestätigen.

Ein Mensch kann „nervös" sein, nicht ein Organ

Was nun die Namensgebung betrifft, so wollen wir in Zukunft den Anteil, den das vegetative Nervensystem an der Steuerung hat, als *nerval* bezeichnen gegenüber dem hormonellen Anteil der inneren Drüsen. Das Wort *nerval* ermöglicht eine rasche unzweideutige Verständigung: alles, was mit dem Nervensystem zusammenhängt, und alle Vorgänge, die vom Nervensystem gelenkt werden, sind als nerval und nicht als nervös zu bezeichnen, nachdem wir uns geeinigt haben, unter *nervös* lediglich ein bestimmtes unruhiges und aufgeregtes Verhalten einer Person zu verstehen.

Demnach kann es also nur nervöse Menschen geben, aber niemals nervöse Organe oder gar nervöse Störungen. Alle Störungen des Nervensystems wollen wir also der Klarheit halber als nervale Störungen oder nervale Krankheiten bezeichnen, falls wir glauben, das Eigenschaftswort von *Nerven* unbedingt verwenden zu müssen. Wir werden aber sehen, daß auch ohne den Ausdruck nerval eine allgemein verständliche Erklärung von Krankheitsvorgängen möglich ist.

Die Aufgaben des vegetativen Systems reichen aber weit über die Lenkung der Organfunktion hinaus. Auch das sinnvolle Zusammenwirken der einzelnen Organe und die Anpassung der Leistung eines Organs an die Bedürfnisse der anderen Organe und des Gesamtorganismus setzt eine ordnende Lenkung durch ein übergeordnetes und zusammenschauendes System voraus. Das Vegetativum ist dieses System.

Das Herz als Beispiel

Veranschaulichen wir die Verhältnisse noch einmal am Beispiel des Herzens: Die jeweilige Leistung des Herzens ist abhängig von den Anforderungen, die an das Herz gestellt werden. Macht der Mensch mit den Beinen einen raschen Lauf, so muß das Herz mehr leisten als in Ruhe; daß das Herz aber bei einer vermehrten Tätigkeit der Beinmuskeln rascher schlägt und eine größere Leistung vollbringt, um die Beine mit mehr Blut zu versorgen, setzt eine enge Nachrichtenverbindung zwischen den Beinmuskeln und dem Herzen voraus. Diese Verbindung ist das vegetative Nervensystem. Aber auch die Blutgefäße der Beine müssen sich entsprechend erweitern, wenn die Beinmuskeln arbeiten; auch diese Reaktion setzt eine Verbindung zwischen den Muskeln und Gefäßen voraus. Auch sie wird durch das vegetative System hergestellt. Die vermehrte Versorgung der Muskeln mit sauerstoffhaltigem Blut setzt aber auch eine entsprechend vermehrte Atmung voraus; also muß auch zur Lunge und zum Atemzentrum im verlängerten Rückenmark ein elektrischer Verbindungsdraht bestehen. Auch diese Verbindung besorgt selbstverständlich das vegetative Nervensystem. Gleichzeitig muß natürlich auch für einen Abtransport der vermehrt anfallenden Stoffwechselprodukte aus der Muskelarbeit gesorgt werden. Auch der venöse Teil der Blutgefäße muß in die Anpassung einbezogen werden; die Nieren müssen vermehrt ausscheiden, und die Leber muß die Betriebsstoffe bereitstellen und ausliefern. Die Aufzählung der Reaktionen, die durch die Tätigkeit eines einzigen Körperteils ausgelöst werden, könnte beliebig fortgesetzt werden. Praktisch reagiert bei der Tätigkeit *eines* Organs immer der gesamte Organismus mit. Nur so ist es möglich und verständlich, daß aus dem Zusammenspiel der einzelnen Teile ein sinnvolles Ganzes resultiert. Gäbe es kein verknüpfendes System, wäre ein solches sinnvolles Ganzes nicht denkbar.

Alle vegetativen Funktionen sind dem Zugriff des Willens entzogen

Diese gesamte vegetative Steuerung der inneren Organe geschieht automatisch; sie ist dem Einfluß des Willens vollständig entzogen. Diese Tatsache, daß das vegetative System unabhängig vom Willen arbeitet und daß keinerlei Möglichkeit besteht, mit dem Willen auf die vegetative Steuerung der Organfunktionen auch nur im geringsten Einfluß zu nehmen, ist für das Verständnis aller Krankheiten, die auf einer Störung dieser vegetativen Funktion beruhen, von höchster Bedeutung. Es kann daher nicht genug betont werden, daß *alle vegetativen Funktionen dem Zugriff des Willens absolut entzogen sind.*

Die Sonderstellung der Atmung

Es bestehen einige interessante Ausnahmen, bei denen trotz der vegetativen Steuerung ein gewisser willentlicher Eingriff in die Organfunktion möglich ist. Es sind die Atmung und die Mastdarm- und Harnblasenentleerung. Aber diese Eingriffsmöglichkeiten sind beschränkt. Die Entleerung des Mastdarms und der Blase ist sowohl unwillkürlich wie willkürlich möglich.

Im allgemeinen läuft der Atmungsvorgang ab, ohne daß es uns bewußt wird; die Atmung wird automatisch gesteuert. Benötigt der Organismus bei körperlicher Betätigung mehr Sauerstoff, wird die Atmung tiefer und schneller, ohne daß dieser Vorgang willentlich oder bewußt geregelt wird. Unabhängig davon ist es aber möglich, die Atmung bewußt anzuhalten oder zu beschleunigen. Aber auch diese Eingriffe sind nicht beliebig lange durchführbar. Dem willkürlichen Anhalten des Atems ist eine natürliche Grenze gesetzt; mit großer Gewalt wird der Anhalteakt durch einen nicht aufzuhaltenden Atemzug beendet. Diese Besonderheit, daß die Atmung sowohl unwillkürlich gesteuert wird wie auch willkürlich beeinflußt werden kann, hat der Atmung eine wichtige Sonderstellung eingetragen. Schon seit Jahrtausenden wurde auf Grund dieser Erkenntnis in manchen Völkern Asiens die Atmung als Tor zur Innenwelt aufgefaßt und benutzt. Die Beherrschung der Atmung bedeutete Herrschaft über den Körper und war zugleich ein Symbol für die Anteilnahme an außermenschlichen Kräften. Pneuma bedeutete zugleich Atem und Weltseele (Geist). Dadurch kam zum Ausdruck, daß der Mensch mit dem Atem an der Weltseele teilnimmt und mit ihr zugleich die Möglichkeit hat, mehr oder weniger in geistige Bereiche einzudringen. Daraus ergab sich auch die enge Verbindung von Gebet, Versenkung und Atemübungen in der Religion dieser Völker. In der getrennten Übernahme der Yogaübungen in die westliche Welt ohne den geistigen Hintergrund liegt daher eine unverkennbare Problematik.

Von dieser Sicht aus erscheint das krankhafte Bewußtwerden jeden Atemzuges, wie es beim Bronchialasthma der Fall ist, in einem anderen Licht. So läßt manches Asthma beim Introvertierten die engen Beziehungen zu bestimmten Konfliktsituationen im Leben verständlicher erscheinen. Zugleich wird deutlich, daß die Unfähigkeit des Asthmatikers, den Vorgang des Atmens – eines Urphänomens des Lebens – unbewußt und unwillkürlich ablaufen zu lassen, darauf hinweist, daß beim Asthma tiefste Urgründe im Seelischen gestört sind. In gewissem Maße fühlt jeder Asthmatiker, daß die Krankheit nicht nur ein oberflächlicher Bronchialkrampf ist, sondern daß sie etwas mit dem Tiefsten seines Wesens zu tun hat. Dementsprechend ist auch in diesen Fällen nur eine tiefreichende psychotherapeutische Behandlung erfolgversprechend. Interessant ist aber, daß durch Willensmaßnahmen eine Beeinflussung des Asthmas nicht möglich ist, obwohl die Atmung, wenn auch nur in geringem Umfang, willkürlich beeinflußbar ist!

Das Vegetativum als Vermittler zwischen Außenwelt und Innerem

Eine weitere, nicht minder wichtige Aufgabe des Nervensystems ist die Herstellung der Verbindung zwischen der Außenwelt und den inneren Vorgängen im Menschen. Jeder Reiz, der den Menschen trifft, erfordert eine Antwort des Organismus; diese Reaktion kann nur durch das Nervensystem vermittelt werden. Alles, was ein Mensch sieht, was er hört, fühlt, schmeckt und riecht, d. h. alles, was ihm seine Sinnesorgane vermitteln, wird durch die Nerven zum Gehirn weitergeleitet und dort zu Vorstellungen verarbeitet. Wenn wir die Organempfindungen des inneren Sinnes, die verschiedenen Raum- und Tastempfindungen, mit einbeziehen, so ist die Zahl der landläufig angenommenen 5 Sinne weit überschritten. Man denke nur an die Empfindungen von Hunger, Durst, Lust, Unlust, Wollust, Harn- und Stuhldrang, Jucken, Kitzeln, Schmerz, Kälte und Wärme in ihren verschiedenen Stärkegraden, um sich die Vielfalt der Leistungen des Nervensystems zu vergegenwärtigen.

Die enge Beziehung des vegetativen Systems zum seelischen Bereich

Die Darstellung des vegetativen Systems wäre ganz einseitig, wenn nicht seine enge Beziehung zum seelischen Bereich aufgezeigt würde. Wenn wir oben sagten, daß die Herztätigkeit sowohl chemisch wie nerval gesteuert werde, und wenn wir als Beispiel die Antwort des Herzens auf die Betätigung der Beinmuskeln anführten, so müssen wir dies ergänzen durch die wichtige Tatsache, daß alles, was der Mensch erlebt und was durch die Sinne vermittelt wird, ebenfalls einen Reiz auf das vegetative System darstellt. Das bedeutet, daß jedes Erleben sich in Änderungen der Organfunktionen äußern kann. Ein Schreck kann Herzklopfen hervorrufen, aber auch Blässe der Haut, Schweißausbruch, Stuhldrang oder irgendeine andere Organäußerung. Wenn man weiß, daß es ein vegetatives System gibt, dann sind solche Zusammenhänge gar nichts Besonderes. Auf keinen Fall aber ist es nötig, zur Erklärung einer Gallenkolik im Anschluß an eine seelische Erregung die Zuflucht zur *Einbildung* zu nehmen. Weder die Gallenkolik ist dann eingebildet noch der Zusammenhang zwischen der Gallenkolik und der Aufregung, noch ist die Aufregung selbst eingebildet. Und das ganze Geschehen ist auch nicht *nervös*, sondern exakt ausgedrückt eine durch Aufregung ausgelöste Verkrampfung der wahrscheinlich mit Steinen gefüllten Gallenblase. An diesem ganzen Vorgang ist nichts Mystisches, nichts Unerklärliches, nichts *Nervöses* und nichts *Eingebildetes.* Theorien und Kopfzerbrechen über diese einfachen Vorgänge werden sich nur diejenigen machen, denen die Existenz des vegetativen Systems unbekannt ist oder die dieses Organsystem für eine eingebildete Erfindung unklarer Köpfe halten.

Wenn wir erkannt haben, daß der Mensch nicht aus Geist, Seele und Leib besteht, sondern eine Geist-Seele-Leib-Einheit ist, dann wäre es überhaupt unverständlich, wenn ein Vorgang im seelischen Bereich keine körperliche Entsprechung hätte. Woran und wie soll sich das Erleben eines Menschen äußern, wenn nicht an ihm und den Funktionen seiner Organe? Es kann sich nicht, um es grob auszudrücken, an seinem Kleiderschrank oder seiner Nachttischlampe äußern, sondern nur an ihm selbst. Und die sichtbaren und spürbaren Äußerungen wiederum sind nur an seinem Körper als materiellem Träger möglich.

Diese einfachen Zusammenhänge zu erkennen und sie anzuerkennen, macht den Kranken fast unüberwindliche Schwierigkeiten, wie die tägliche Erfahrung in der ärztlichen Sprechstunde zeigt. Da aber zum Erkennen dieser Zusammenhänge keine besonderen Kenntnisse, Begabungen oder sonstige besondere Fähigkeiten nötig sind, müssen andere Hindernisse vorliegen, die diese absolute Scheu erklären, Zusammenhänge zwischen Leben und Krankheit anzuerkennen. Mit diesem Problem müssen wir uns daher noch eingehend beschäftigen.

Definition des vegetativen Systems

Zuvor wollen wir zu diesem Zweck zusammenfassend noch einmal *das vegetative System* definieren: *Es ist das wichtige Steuerungsorgan für alle Körperfunktionen; es besteht aus den inneren Drüsen und dem vegetativen Nervensystem. Unter dem letzteren versteht man denjenigen Anteil des Nervensystems, der unabhängig vom Willen die Funktionen der einzelnen Organe steuert, das Zusammenspiel der Organe untereinander garantiert und die Vermittlung zwischen der Außenwelt und dem Organismus herstellt.*

Es ist nötig, sich mit den einzelnen Punkten dieser Definition näher zu beschäftigen, da sie von großer praktischer Bedeutung sind.

Der erste Punkt ist die Feststellung, daß das vegetative System den Vermittler zwischen der Außenwelt und der Innenwelt darstellt.

Der zweite Punkt ist die wichtige Feststellung, daß das vegetative System selbst ein leibhaftiges Organ ist, woraus sich logisch ergibt, daß auch die Krankheiten des vegetativen Systems *organische* Krankheiten sind.

Der dritte Punkt liegt in der Aussage, daß die Tätigkeit des vegetativen Systems dem Zugriff des Willens absolut entzogen ist. Auch dieser Punkt hat größte praktische Bedeutung.

Alles, was der Mensch erlebt, hat im Körperlichen seine Entsprechung

Den ersten Punkt, daß engste Beziehungen zwischen der Außenwelt und dem Menschen als Geist-Leib-Seele-Einheit bestehen, kann man auch anders ausdrücken: Alles, was der Mensch erlebt, hat im Körperlichen seine Entsprechung. Es kann nichts im Leben des Menschen vor sich gehen, was nicht in einer Auswirkung an ihm selbst sich äußert und erkennbar ist. Unter dem *Leben* des Menschen ist dann aber nicht nur in enger Auffassung der seelische Anteil verstanden, sondern eben alles, was das Leben einschließt, alles, was der Mensch weiß, denkt, tut, ißt, hört, sieht, glaubt, wünscht, was er *erlebt.* Wenn wir nun in diesem Sinne von lebensbedingten Krankheiten sprechen, dann geht daraus deutlich hervor, daß der Begriff *seelisch bedingt* dafür zu eng wäre, da er längst nicht alles umfaßt, was das Leben uns an Spannungsmöglichkeiten und Schwierigkeiten bringen kann. So betrachtet, gehören eigentlich auch die ernährungsbedingten Krankheiten hierher, obwohl wir sie als eigene Gruppe gesondert besprochen haben. (Siehe Band 1 der Schriftenreihe Aus der Sprechstunde: „Unsere Nahrung – unser Schicksal.“) Denn auch das Verhalten des Menschen in den Fragen der Ernährung ist mehr von seinem Wissen, seiner geistigen Struktur und den Umweltbedingungen abhängig, als gemeinhin bekannt ist. Deshalb ist es auch unmöglich, einen Menschen zu anderen Eßgewohnheiten zu bringen, ohne ihm neue Erkenntnisse zu vermitteln, d. h. ohne eine Umwandlung seiner Persönlichkeit vorzunehmen. Dies setzt voraus, daß wir anerkennen, daß jede neue Erkenntnis eine Verwandlung des Menschen bedeutet. Wir können diese in seiner veränderten Einstellung bestimmten Lebensfragen gegenüber, in seinem anderen Verhalten, in seiner neuen *Haltung* erkennen. Man darf sagen, die Persönlichkeit hat sich geändert. Der Hinweis auf die Zusammenhänge ist als Ergänzung zu der Abhandlung der Ernährungsfragen in Band 1 nötig, um die Einseitigkeit solcher Betrachtung auszugleichen. Die jeweilige Ernährung des Menschen setzt nicht nur eine bestimmte geistige Einstellung voraus, sie wirkt sich auch gemäß der psychosomatischen Entsprechung auf die geistige Haltung des Menschen aus. Man könnte daher den Spruch: *Sage mir, was Du ißt, und ich sage Dir, wer Du bist* auch umgekehrt abfassen: *Sage mir, wer Du bist, und ich sage Dir, was Du ißt.*

Leben = Vergangenheit

Um die Entstehung von Krankheiten überhaupt studieren zu können, ist eine Beschäftigung mit der Vergangenheit notwendig; denn die Daten für die Krankheitsursachen lassen sich nur in dem, was zeitlich vorausgegangen ist, finden. In derselben Weise gilt dies auch für den speziellen Fall jedes einzelnen Kranken und ganz ausgesprochen bei allen den Krankheiten, die ohne genaue Kenntnis der Lebensgeschichte unerklärlich bleiben würden. Das bedeutet, daß wir manche Erkrankung nur voll begreifen können, wenn wir die Vergangenheit dieses Menschen kennen. In diesem Sinne können wir Leben und Vergangenheit gleichsetzen. Wir werden später sehen, daß wir statt Vergangenheit auch das Unbewußte setzen können, denn das Unbewußte ist nichts anderes, als das im seelischen Bereich Eingefangene und Aufbewahrte, das in der Vergangenheit aufgenommen worden ist. Aber sobald wir im Zusammenhang mit den lebensbedingten Krankheiten den Begriff des Unbewußten benutzen, taucht sofort die Gefahr der Begriffseinengung auf den seelischen Bereich auf. Manche Lebenssituation würde aber mit dem zu engen Begriff des *Seelischen* nicht erfaßt. Was gemeint ist, soll an einem einfachen Beispiel erläutert werden.

Ein typischer Krankheitsfall

Nehmen wir an, eine Patientin kommt mit den heute so verbreiteten Klagen in die Sprechstunde, daß sie schlapp sei und sich ihren Pflichten im Beruf oder Haushalt nicht mehr gewachsen fühle; sie schlafe schlecht, habe Beklemmungen auf der Brust und habe ihre Arbeit seit langem nur leisten können, indem sie immer dagegen angegangen sei. Die genauere Befragung ergibt, daß die Patientin keinerlei seelische Probleme hat, die Ehe ist gut, mit den Kindern hat sie keine besonderen Sorgen, auch wesentliche Geldsorgen sind nicht vorhanden. Aber die ehrgeizige, energische und, wie man sagt, das Leben meisternde Patientin leistet sei langem mehr, als sie kann. Die äußeren Verhältnisse haben es im Laufe der Zeit so mit sich gebracht.

Die Patientin versucht lange Zeit, diese *Überziehung des Leistungskontos* durch Kaffee und Tee auszugleichen. Sie hat keine Ahnung, daß diese Mittel ihr keine vermehrte Leistungsfähigkeit brachten, sondern im Gegenteil dazu verhalfen, die letzten Reserven aufzubrauchen, bis es schließlich nicht mehr ging. Die Warnsignale der gestörten Organfunktionen zwingen sie endlich zur Erkenntnis, daß in der bisherigen Lebensführung Fehler enthalten sind, die zur

Krankheit geführt haben. Ohne an dieser Stelle auf die Einzelheiten der Fehler einzugehen, ist sicher, daß man diese Krankheit bestimmt nicht als seelisch bedingt bezeichnen könnte. Mindestens wäre dieser Ausdruck sehr mißverständlich.

Denn allgemein wird unter einer seelisch bedingten Krankheit etwas ganz anderes verstanden, nämlich das, was in der Fachsprache als Neurose bezeichnet wird. Nach der Definition Speers versteht man unter einer Neurose den Folgezustand einer Störung der Erlebnisverarbeitung. Daraus geht ganz deutlich hervor, daß gestörte Erlebnisverarbeitung – aus welchen Gründen auch immer – zur Diagnose der Neurose, der seelisch bedingten Krankheit, gehört. In dem eben erwähnten Beispiel der überlasteten Patientin kann aber von einer solchen Ursache gar keine Rede sein. Wenn ich dieser Patientin sagen würde, ihre Krankheit sei seelisch bedingt, würde sie mit Recht widersprechen und sich nicht verstanden fühlen. Würde ich aber sagen, ihre Krankheit sei lebens- und spannungsbedingt, so würde sie sofort zustimmen. Jedermann wird begreifen, daß die Krankheitssymptome unverständlich wären, wenn die Patientin nicht Einzelheiten ihrer besonderen Lebensumstände bekanntgeben würde.

Dieses Beispiel soll lediglich deutlich machen, daß es richtiger, klüger und praktischer ist, den engen Begriff *seelisch bedingt*, durch *lebens- oder spannungsbedingt* zu ersetzen. Die Bezeichnung *seelisch bedingt* kann selbstverständlich für den eigentlichen Bereich der seelisch bedingten echten Neurosen im Sinne der obigen Definition verwendet werden, ohne daß es hierbei zu Mißverständnissen kommen kann. Dieser Streit um Worte mag nun manchem unwichtig, unwesentlich, spitzfindig und kleinlich vorkommen. Die tägliche Erfahrung in der Sprechstunde zeigt aber, daß die richtigen Worte für die Behandlung von entscheidender Wichtigkeit sein können. Und wenn ich nach den Gründen forsche, weshalb ein großer Teil der Kranken mit vegetativen Störungen in jahrelanger Behandlung nicht gebessert und allmählich das Vertrauen zu den zahlreichen behandelnden Ärzten geschwunden ist, so ergibt sich aus dem Gespräch mit dem Kranken, daß er den Eindruck hatte, daß seine Krankheit nicht erkannt und nicht verstanden wurde. Geht man der Sache genauer nach und versucht herauszufinden, wie der Kranke zu dieser Ansicht gekommen ist, so begegnet man immer denselben Worten, die er als Beweis anführt, daß er das Vertrauen verloren hat: *Mir wurde gesagt, es seien alles nur die Nerven*, oder *Mir wurde gesagt, ich sei organisch ganz gesund*, oder *Immer wieder wird mir gesagt, alles sei nur seelisch*, oder *Immer wieder muß ich hören, Sie müssen sich mehr zusammennehmen und dagegen angehen.*

Ein Kranker kann nicht „organisch gesund" sein

Es wäre nun nötig, den Gründen nachzugehen, weshalb der Kranke diese Worte nicht nur als Zeichen des Nichtverstandenseins ansieht, sondern weshalb er sich beleidigt, entehrt, moralisch abgewertet und als minderwertiger Versager abgestempelt fühlt.

Am meisten sind die Kranken durch die Feststellung *Sie sind organisch völlig gesund* schokkiert. Versetzen wir uns in den Kranken, so muß die Sache von seiner Betrachtungsweise aus folgendermaßen aussehen: Er hat bestimmte Beschwerden, unter denen er leidet; er geht zum Arzt, um Hilfe zu bekommen und zu erfahren, woher die Beschwerden kommen, was sie bedeuten und was er tun muß, um gesund zu werden. Der Arzt untersucht nun gründlich und stellt am Schluß als Ergebnis fest: *Sie sind organisch völlig gesund.* Der Kranke hat überhaupt keine andere Möglichkeit, als die Worte so zu deuten, daß der Arzt ihm die Beschwerden nicht glaubt; denn er sagt sich logisch, daß es unmöglich ist, daß er Beschwerden haben kann, wenn er gesund ist. Denn wenn seine Organe alle gesund sind, muß er logischerweise auch selbst gesund sein. Und wenn er gesund ist, kann er keine Beschwerden haben. Wenn er aber doch Beschwerden hat, muß sich entweder der Arzt täuschen, oder er muß sich seine Beschwerden *einbilden*.

Da er aber nicht anzunehmen wagt, daß sich der Arzt täuscht, muß er folgern, daß der Arzt ihn und seine Beschwerden nicht für ernst nimmt und wirklich glaubt, er klage Dinge, die keinen realen Hintergrund haben. Bei einem derartigen Verhältnis zwischen Arzt und Patient kann aber von Vertrauen kaum die Rede sein.

Untersuchen wir die Situation genauer, so finden wir, daß das ganze *Mißverständnis* nur an dem Wort *organisch* liegt. Der Arzt hat ja nicht gesagt: *Sie sind völlig gesund*, sondern: *Sie sind organisch völlig gesund*. Es gibt aber nach der medizinischen Nomenklatur anscheinend zwei Arten von Gesundheit und demnach auch zwei Arten von Krankheit, nämlich organische Gesundheit und eine andere Art von Gesundheit, und organische Krankheit und eine andere Art von Krankheit. Welcher Art aber diese andere Art von Krankheit, die nicht organisch ist, sein soll, wird dem Kranken nicht verraten. Vom psychologischen Standpunkt aus ist eine lediglich negativ definierte Diagnose für den Kranken nicht ausreichend. Es kann ihn nicht befriedigen, daß er nicht organisch krank ist, genauso wie es eine ungenügende Diagnose wäre, nicht leberkrank zu sein.

Was hat es nun im Ernst mit dieser Bezeichnung *organisch* auf sich und was ist das Gegenteil davon? Wo und wie ist der Kranke krank, wenn er *nicht organisch* krank ist? Gibt es nicht einen positiven Ausdruck für *nicht organisch?*

Mit „organisch" sind Formveränderungen gemeint

Tatsächlich zeigt sich bei näherer Betrachtung, daß die Bezeichnung *organische Krankheit* wirklich der ungeschickteste Ausdruck ist, um das zu bezeichnen, was gemeint ist. Er muß zwangsweise beim logisch denkenden Menschen Mißverständnisse hervorrufen, und wir dürfen den Kranken, auch wenn er keine medizinischen Fachkenntnisse hat, deshalb nicht wie einen unlogisch Denkenden behandeln. Wenn der Mediziner sagt, es liege eine organische Krankheit vor, dann meint er gar nicht, daß das Organ krank sei – denn dies ist ja selbstverständlich –, sondern er will damit sagen, daß an dem Organ eine Störung vorliegt, die als Formänderung erkennbar und *durch mechanische Untersuchungsmethoden nachweisbar* ist. Er versteht darunter das, was mit einem Fachausdruck als *morphologische* Veränderung, d. h. eine *Gestalts- bzw. Formveränderung* bezeichnet wird.

Jede Krankheit ist an ein Organ gebunden, somit gibt es nur organische Krankheiten

So wird z. B. ein Magengeschwür, bei dem man im Röntgenbild eine Formveränderung der Magenwand feststellen kann, fälschlicherweise als organische Krankheit bezeichnet, während eine Funktionsstörung, bei der zufällig keine Formveränderung vorliegt, als nicht organisch bezeichnet wird, obwohl sich doch beide Störungen an dem *Organ Magen* abspielen, also beide natürlich organische Störungen im strengen Sinne des Wortes sind. *Da praktisch alle Krankheiten sich an Organen* und niemals im luftleeren Raum zwischen den Organen *abspielen, kann es streng genommen überhaupt keine nicht organische Krankheit geben.* Dabei kommt es allerdings darauf an, ob man nur die sogenannten inneren Organe (Herz, Leber, Niere, Lungen usw.) zu den Organen rechnet oder ob auch die anderen Organe, z. B. die Bewegungsorgane, die Haut, das Auge, dazugehören. Es gibt zu denken, daß bei Erkrankungen der Bewegungsorgane niemand auf die Idee kommt, hier von nicht organischen Krankheiten zu sprechen, auch wenn ein Gelenk noch nicht deformiert ist.

Die Diagnose einer sogenannten organischen Krankheit ist also nach dem Gesagten abhängig von der Feststellung einer Formveränderung und damit von dem Feinheitsgrad der angewandten diagnostischen Apparate und Methoden. So wurden manche Herzkrankheiten früher als nicht organisch bezeichnet, solange es noch kein Elektrocardiogramm gab. Seitdem aber mit dem Elektrocardiogramm feinste Veränderungen feststellbar sind, gelten alle diese Erkrankungen nun als organisch. Seitdem verfeinerte chemische Untersuchungsmethoden ausgearbeitet sind, sind manche Leberstörungen, die sich früher der Diagnostik entzogen, feststellbar und damit in die Gruppen der organischen Krankheiten aufgerückt. Vor dieser Zeit der diagnostischen Möglichkeit hat der Kranke eine nicht feststellbare und damit nicht organische Krankheit. Je nach Betrachtungsweise oder Bezeichnung lief er dann als *eingebildet* oder *nur nervös* krank. Wir sehen also, je feiner die Diagnostik, um so mehr Formveränderungen lassen sich finden. Könnten wir bei jeder Erkrankung die kleinsten Teile der einzelnen Zellen im Elektronenmikroskop während des Lebens betrachten, dann wären plötzlich alle Erkrankungen *organisch*.

Schon jetzt ist klar, daß die *Unterscheidung zwischen organischen und nicht organischen Erkrankungen völlig unbrauchbar* ist und daß für *nicht organisch* ein passender Ausdruck zu suchen ist. Wenn wir prüfen, was eigentlich vorliegt, wenn einem Kranken gesagt wird, er sei organisch gesund, so finden wir so gut wie immer *Funktionsstörungen* eines oder mehrerer Organe oder *Störungen des Zusammenspiels* einzelner Organe. Da aber alle Funktionen der Organe vegetativ gesteuert werden, könnte man sagen, es handele sich um vegetative Störungen. Um es allgemein und vor allem für den einzelnen Kranken verständlich auszudrücken, ist eher zu empfehlen, von Funktionsstörungen zu sprechen.

Von wann ab ist ein Magengeschwür organisch?

Ehe an einem Organ nachweisbare Formveränderungen eingetreten sind, muß das Stadium der Funktionsstörung durchlaufen sein. Nehmen wir als Beispiel die Entstehung eines Magengeschwürs. Bei dieser Erkrankung besteht ein Loch in der Wand des Magens. Da die Magenwand aus mehreren Schichten besteht, kann ein Geschwür mehr oder weniger tief sein, je nachdem, wieviel Schichten zerstört sind. Bekanntlich sondert der Magen einen Verdauungssaft ab, der aus Pepsin und Salzsäure besteht. Dieser Magensaft vermag z. B. Fleisch so zu verdauen, daß es vollständig aufgelöst wird. Legt man ein durch Operation gewonnenes Stück Magen in eine Schüssel mit Magensaft, so wird es verdaut. Demgegenüber erscheint es rätselhaft, daß der Magensaft im lebendigen Körper nicht die eigene Magenwand verdaut. Geschieht dies doch an einer Stelle, so ist dies eben ein Magengeschwür. Ein Magengeschwür ist also nichts anderes als ein durch Selbstverdauung entstandener Defekt an der Magenschleimhaut. Die Tatsache, daß der Magensaft den Magen nicht selbst verdaut, erklärt sich dadurch, daß das Blut Gegenstoffe gegen die Selbstverdauung enthält.

Voraussetzung dafür, daß der Magensaft ein Loch in die Schleimheit fressen kann, ist demnach eine mangelhafte Durchblutung an der betreffenden Stelle. Alle Einflüsse, welche an der Magenwand örtliche Störungen der Blutversorgung hervorrufen können, können zu einem Magengeschwür führen. Da die Durchblutung vom vegetativen Nervensystem gesteuert wird, kann jede Einwirkung auf dieses System indirekt zum Magengeschwür führen; seelische Spannungen eines Ehrgeizigen oder Überforderten können dies genauso bewerkstelligen wie das ausgesprochen auf das Vegetativum wirkende Gift Nikotin oder der Genuß von Fabrikzucker.

Worauf es in diesem Zusammenhang ankommt, ist die Feststellung der Grenze, von wo an die Störung, die schließlich zum Magengeschwür führt, als organisch bezeichnet werden soll und bis zu welchem Punkt sie *nur* oder *noch* funktionell ist. Es ist klar, daß eine solche Grenzziehung ohne Willkür nicht möglich ist. Was an diesem Beispiel deutlich wird, gilt praktisch für die Entstehung jeder Formveränderung eines Organes. Sie ist das Ende einer Kette von vorausgegangenen Funktionsstörungen. Das Ende der Kette, die sogenannte *organische* Krankheit, ist mehr oder weniger leicht nachweisbar, während die vorangegangenen Funktionsstörungen sich oft dem objektiven Nachweis entziehen.

Es gibt keine Funktionsstörung ohne Beschwerden

Es ist aber eine Eigentümlichkeit jeder Funktionsstörung eines Organs, daß sie mit Mißempfindungen einhergeht; diese sind nichts anderes als die Beschwerden, über die der Patient klagt. Wir können diesen Tatbestand aber auch umgekehrt ausdrücken: Jede subjektive Mißempfindung, d. h. jede Klage des Patienten läßt darauf schließen, daß eine Funktionsstörung vorliegt.

Dabei ist es unerheblich, ob diese Störung mit den derzeit zur Verfügung stehenden Untersuchungsmethoden nachweisbar ist oder nicht.

Es erscheint nötig, nochmals besonders nachdrücklich darauf hinzuweisen, daß in der Feststellung, daß es andere als an Organen sich abspielende Störungen nicht gibt, zugleich die Tatsache eingeschlossen ist, *daß auch Störungen des vegetativen Nervensystems organisch sind. Das vegetative Nervensystem ist ein Organ* und nach dem natürlichen Sprachempfinden *muß die Erkrankung eines Organs eine organische Krankheit sein.* Leidet also zum Beispiel ein

Kranker an Anfällen von Herzklopfen, die in der Ruhe auftreten, so ist nicht das Herz dasjenige Organ, das krank ist, sondern das vegetative Nervensystem. Die Störung des Organs Nervensystem macht sich allerdings am Herzen mit Klopfen bemerkbar. Die Störung liegt also am Nervensystem, die Äußerung aber findet am Herzen statt.

Wie ich es dem Kranken sage

Es ist unerläßlich, diese Verhältnisse dem Kranken klarzumachen; dazu ist nicht viel Zeit nötig. Man muß ihm etwa folgendes sagen. *Es gibt überhaupt nur organische Krankheiten, d.h. Krankheiten, die sich an Organen abspielen. Es lassen sich dabei zwei Arten unterscheiden, Leistungsstörungen und Formveränderungen. Bei Ihnen liegt die Störung an dem vegetativen Nervensystem, das ein Organ ist wie jedes andere. Dieses Nervensystem steuert die Herztätigkeit, und deshalb äußern sich Ihre Beschwerden am Herzen. Ihr Herz selbst aber hat keine nachweisbare Formveränderung; wenn man es herausnehmen könnte und mit bloßem Auge oder mit dem Mikroskop untersuchen würde, fände sich keine krankhafte Veränderung; es wird aber falsch gesteuert, und deshalb ist seine Funktion gestört. Es funktioniert nicht richtig. Und so erklären sich die Beschwerden, die Sie haben.*

Diese Erklärung nimmt keine lange Zeit in Anspruch; der Kranke versteht aber, was gemeint ist. Sie hat den Vorteil, daß die Worte *nicht organisch, nur nervös* usw. vermieden werden. Wenn dem Kranken noch etwas unklar ist, wird er fragen. Alle Fragen lassen sich einfach beantworten, ohne daß es nötig ist, mißverständliche Ausdrücke wie etwa *Sie sind organisch gesund* zu gebrauchen.

Erst nach dieser Erklärung wendet man sich der Frage zu, was die Ursache der Erkrankung des Nervensystems ist, ob die Krankheit lebens- oder ernährungsbedingt ist. Um weitere mögliche Mißverständnisse von vornherein auszuschalten, muß dabei das Wort *seelisch* oder *seelisch bedingt* unbedingt vermieden werden. Sonst gerät der Kranke wieder von neuem in den abwertenden Strudel von *nur* seelisch, *eingebildet, nicht organisch* und *nur nervös;* und der ganze Dreh beginnt wieder von vorne.

Wir haben jetz klar erkannt, daß die bisher so geheimnisvolle nicht organische Erkrankung in Wirklichkeit gar nichts anderes ist als das schwerer nachweisbare Stadium der Funktionsstörung des Organs, das einer nachweisbaren Formveränderung vorausgehen kann. Das heißt mit anderen Worten, daß jede Erkrankung eines Organs verschiedene Phasen aufweisen kann, das Stadium der Funktionsstörung und das der Formveränderung. Statt Störung der Funktion kann man auch Leistungsstörung sagen.

Einteilung der Krankheiten: Formveränderungen und Störungen der Funktion

Stellen wir also nochmals klar heraus: *Andere Erkrankungen als organische gibt es nicht. Jede Erkrankung ist organisch*, da sie außerhalb eines Organs sich nicht abspielen kann. Eine Krankheit im luftleeren Raum zwischen den Organen ist nicht denkbar. Die Einteilung in organische und nicht organische entbehrt daher jeglichen Sinns, führt zu Mißverständnissen und ist durch eine sinnvolle und klare Namensgebung zu ersetzen. Sinnvoll und für jeden verständlich ist es, die *organischen* Krankheiten nach ihren Stadien in funktionelle und morphologische, d.h. in Störungen der Leistung und Störungen der Form, einzuteilen. Die funktionellen Störungen sind oft der Ausdruck vegetativer oder nervaler

Störungen, da die Funktionen vegetativ gesteuert sind. Sie können sowohl ernährungs- wie lebensbedingt sein. Diese Bezeichnungen treffen das Wesentliche, sind für jeden verständlich und enthalten, was das wichtigste ist, keine moralisch wertende Note.

Kritik an der Nomenklatur

Man kann der medizinischen Nomenklatur den Vorwurf nicht ersparen, daß sie von psychologischen Stümpern ersonnen wurde. Wenn es ursprünglich in der medizinischen Wissenschaft üblich war, Erkrankungen, bei denen sich klinisch nachweisbare Formveränderungen feststellen ließen, mit *organisch* zu bezeichnen, um sie von funktionellen Störungen abzugrenzen, so war es nicht mehr zu verantworten, diese unglückliche Bezeichnung beizubehalten von dem Augenblick an, als sich herausstellte, daß die Verwendung dieses Wortes Kranken gegenüber Unheil anrichtete.

Immer wieder kann man in medizinischen Abhandlungen lesen: Diese krankhaften Störungen haben *organische* Ursachen. Hoffentlich fällt das Fehlerhafte dieser Ausdrucksweise nun jedermann auf. Die Ursachen sitzen überhaupt nie in irgendeinem Organ, sondern sie wirken sich an einem Organ aus. Falls mit *organischer Ursache* gemeint ist, daß das kranke Organ Beschwerden hervorruft, so wäre eine solche Feststellung eine überflüssige Selbstverständlichkeit; denn Beschwerden müssen ja immer von einem erkrankten Organ kommen, gleichgültig ob Formveränderungen oder Funktionsstörungen vorliegen.

Die Ursachen einer Krankheit liegen immer außerhalb des Menschen, in den Lebensumständen, in mechanischen Einwirkungen, Stress, Ernährung usw. Die Erkrankung der Organe ist dann die Folge, aber niemals die Ursache. Sagt man aber, eine Krankheit habe organische Ursachen, so soll damit wohl ausgedrückt werden, daß die Organstörung die Ursache der Symptome, d. h. der Beschwerden, sei. Diese falsche Ausdrucksweise beruht auf einer Verwechslung von Krankheit und Krankheitssymptomen. Die Ursache der *Krankheit* liegt immer außerhalb des Menschen, die Folge sind die erkrankten Organe; und diese sind dann ihrerseits *Ursache* der *Beschwerden.*

Man beachte streng den Unterschied, daß man die Krankheit des Organs als Ursache der Beschwerden, aber nicht als Ursache der Krankheit bezeichnen kann. Liegt z. B. die Ursache der Organkrankheit in einer seelischen Belastung, dann haben die Beschwerden trotzdem *organische* Ursachen, denn ohne Störung eines Organs gibt es keine Beschwerden.

Jedes Mißverständnis ließe sich vermeiden, wenn man die organische Krankheit nicht als *Ursache* bezeichnet, sondern wenn man den Sachverhalt folgendermaßen formuliert: *Die Krankheitssymptome sind Äußerungen der Krankheit* oder *Die Krankheit kommt in den Beschwerden des Kranken zum Ausdruck.* Damit ist das in diesem Zusammenhang mißverständliche Wort *Ursache* vermieden und einer Verwechslung mit der eigentlichen Krankheitsursache aus dem Weg gegangen.

Eine richtige Formulierung ist deshalb so wichtig, weil in der falschen Ausdrucksweise, die Krankheit habe *organische Ursachen,* die Gefahr verborgen liegt, daß der Kranke annimmt, nun sei die Ursache der Krankheit gefunden, während er in Wirklichkeit nur erfahren hat, von welchem Organ seine Beschwerden herrühren. Dadurch entsteht der Nachteil, daß dem Kranken die Ursachen der Krankheit verborgen bleiben, was dazu führt, daß die Behandlung nur mit symptomatischen Linderungsmitteln erfolgt und die Ursachen nicht beseitigt werden. Eine Heilbehandlung, welche die

Kenntnis der Krankheitsursachen voraussetzt, findet dann nicht statt.

Man kann die Sache betrachten, von welcher Seite man will, immer stößt man auf dasselbe: Das Wort *organisch* stiftet Verwirrung.

Gefährliche Krankheiten sind wenig beschwerlich
Beschwerliche Krankheiten sind wenig gefährlich

In der Krankenbehandlung ist es von erheblicher praktischer Bedeutung, zu wissen, daß Funktionsstörungen mit Beschwerden fest gekoppelt sind, das heißt, daß eine Funktionsstörung unbedingt mit einer Mißempfindung einhergehen *muß*.

Man kann daher die wichtige Regel aufstellen, daß es keine Funktionsstörung gibt, die ohne Beschwerden verläuft. Ganz im Gegensatz dazu können schwerste Formveränderungen der Organe ohne Beschwerden verlaufen, eben so lange, als sie nicht von Funktionsstörungen begleitet sind. Deshalb können morphologische Veränderungen besonders gefährlich sein.

Man kann daher eine zweite wichtige Regel aufstellen (keine Regel ohne Ausnahme): Je beschwerlicher eine Krankheit, um so ungefährlicher ist sie; und umgekehrt, je weniger Beschwerden eine Krankheit macht, um so gefährlicher ist sie. Mit gefährlich ist hier lebensgefährlich gemeint.

Das klassische Beispiel, an dem dies am eindrucksvollsten demonstriert werden kann, ist der *Krebs.* Das gefährlichste am Krebs ist seine lange Symptom- und Schmerzlosigkeit, so daß der Kranke gar nicht merkt, daß er krank ist. Deshalb wird der Krebs auch häufig erst entdeckt, wenn er so weit fortgeschritten ist, daß eine Heilung sehr erschwert ist. Wenn der Krebs Schmerzen macht, so sind bereits Komplikationen eingetreten, da die Geschwulst selbst immer und in jedem Fall schmerzlos ist. Es ist sehr wichtig zu wissen, daß es keine Ausnahme von dieser Schmerzlosigkeit gibt. Erst wenn durch Einwachsen der Geschwulst in Nerven oder andere schmerzempfindliche Gewebe Funktionsstörungen und Komplikationen entstehen, treten Schmerzen auf. Es ist daher ein großer Irrtum, wenn der Kranke meint, daß Schmerzen, die seit Jahren bestehen, ein Hinweis auf Krebs seien. Es gäbe kein Krebsproblem, wenn der Krebs so *anständig* wäre und sich bereits bei den ersten Anfängen durch Schmerzen ankündigen würde.

Ähnlich liegt es bei anderen ernsten Krankheiten, die mit Formveränderungen einhergehen, bei der *Arteriosklerose*, bei der *Schrumpfniere* und der *Leberzirrhose*. Ihre Gefährlichkeit liegt in der Schmerzlosigkeit, bis es zur Heilung oder Abwendung zu spät ist. Die Ablagerungen auf der Innenwand der Herzgefäße und die Veränderungen der Blutzusammensetzung, die dem *Herzinfarkt* vorausgehen müssen, können völlig symptomlos vor sich gehen, bis das Maß voll ist und plötzlich das Gefäß zusitzt. Jahrzehntelange falsche Ernährung, scheinbar ohne Schaden vertragen, steckt, harmlos getarnt, hinter dieser Tragödie. Das Bösartige liegt im Fehlen der Warnsignale, das alle morphologischen Krankheiten charakterisiert.

Auch der *Gallenstein*, eine typische morphologische Erkrankung, kann sich in völliger Symptomlosigkeit jahrelang entwickeln, bis eines Tages eine Komplikation, eine Einklemmung oder Entzündung, eintritt. Nun kommt es zur Funktionsstörung, die mit alarmierenden Schmerzen einhergeht. Der Kranke glaubt, nun habe die Krankheit begonnen; in Wirklichkeit ist sie in die letzte Phase eingetreten, in der sie im strengen Sinne unheilbar ist. Dann ist durch Behandlung nur noch Linderung der Beschwerden möglich.

Ein *Herzklappenfehler* oder eine *Herzvergrößerung*, beides Formveränderungen des Organs, machen keinerlei Beschwerden, solange das Herz dadurch in seiner Leistung nicht behindert ist. Wenn dagegen ein normal geformtes Herz in Ruhe, wo es eigentlich langsam schlagen soll, sehr rasch schlägt, so geht dies mit unangenehmen Empfindungen einher. Es handelt sich um eine falsche Leistung, wenn das Herz stark arbeitet zu einem Zeitpunkt, wo dies gar nicht nötig ist.

Wenn der *Magen* zu einer Zeit viel Säure absondert, da sie nicht gebraucht wird, z. B. im nüchternen Magen, so ist dies eine Funktionsstörung, die mit erheblich stärkeren Beschwerden einhergehen kann als ein Magengeschwür. Obwohl das Magengeschwür Tag und Nacht vorhanden ist, hat der Kranke nur zeitweilig Beschwerden. Dies weist darauf hin, daß nicht das Geschwür, also die Formveränderung, die Beschwerden hervorruft, sondern daß zeitweilig noch eine Funktionsstörung dazukommen muß.

Wir kennen *Wirbelsäulen* mit grotesken Formveränderungen des knöchernen Skeletts bei relativ geringen Beschwerden oder sogar völliger Beschwerdefreiheit und bei relativ geringer Beeinträchtigung der Funktion; und umgekehrt können starke Beschwerden und erhebliche

Funktionsstörungen vorhanden sein, ohne daß wesentliche Formveränderungen vorliegen.

Eine Ausnahme machen akute *entzündliche Erkrankungen.* Sie gehen meist mit plötzlichen heftigen Beschwerden einher, ein Zeichen guter Alarmanlagen und kräftiger Abwehrmaßnahmen.

Doch diese Beispiele sollen genügen, um zu zeigen, daß auch in dieser Hinsicht die Verhältnisse genau umgekehrt liegen, wie der Kranke annimmt: Hat er Schmerzen, glaubt er fälschlicherweise an etwas Gefährliches; hat er wenig Beschwerden oder keine, wiegt er sich zu seinem Nachteil in falscher Sicherheit und verstößt ungewarnt weiter gegen Grundgesetze der Schöpfung. Diese Tatsache ist für den Kranken oft schwer verständlich, da er annimmt, daß eine gestörte Funktion immer mit einer veränderten Form, die leichter nachweisbar ist, einhergehen müsse. Wenn keine Formveränderung vorliegt, wundert er sich, woher die Beschwerden kommen sollen. So kann z. B. eine Schilddrüse stark krankhaft vergrößert und doch in ihrer Leistung vollkommen in Ordnung sein, während umgekehrt eine normal große Schilddrüse in ihrer Funktion erheblich gestört sein kann.

Kennzeichen der Funktionsstörungen: Vielseitigkeit und Wechsel der Beschwerden

Ein weiteres Kennzeichen, das die Funktionsstörungen von morphologischen Veränderungen unterscheidet, ist die Vielseitigkeit und der Wechsel der Beschwerden. Sie kommen und gehen; jeden Tag kann eine andere Stelle befallen sein; auch die Art der Beschwerden ist vielseitig und wechselhaft, so daß der Kranke meist annimmt, daß er an vielen Krankheiten zugleich leide. Meist ist es aber nur eine Krankheit, die sich eben in vielen Symptomen äußert. Im Gegensatz dazu zeigen die Formveränderungen immer dieselben Beschwerden, falls überhaupt welche vorhanden sind.

Herz, Lunge, Leber, Nieren schmerzen nicht

Auch über die tatsächliche Schmerzempfindung an den inneren Organen bestehen völlig falsche Vorstellungen. Täglich kann man in der Sprechstunde hören, daß der Kranke über Schmerzen an der Leber, am Herzen, an der Lunge oder an der Niere klagt. Daraus geht hervor, daß er nicht weiß, daß diese Organe nicht mit Schmerzempfindungsnerven ausgestattet sind, daß sie also überhaupt gar nicht weh tun können. Klärt man den Kranken darüber auf, daß diese Organe keine Schmerznerven besitzen, begegnet man natürlich nur ungläubigem Staunen, da der Kranke dies noch nie gehört hat und zunächst annimmt, man wolle ihm seine Schmerzen, die er ja tatsächlich hat, nicht glauben. In Wirklichkeit stammen die Schmerzen, die der Kranke für Leber- oder Herzschmerzen hält, von ganz anderen Stellen.

Das Herz selbst besteht zum größten Teil aus Muskelgewebe. Wäre der Herzmuskel mit Schmerznerven ausgestattet, müßte der Kranke z. B. bei einer Herzmuskelentzündung bei jeder Zusammenziehung des Herzens, ca. 70 mal in der Minute, Schmerzen empfinden. Noch nie aber wurde auf der Welt ein Mensch gefunden, dessen Herzschlag, auch bei der schwersten Herzerkrankung irgendwelcher Art, schmerzhaft ist. Einen schmerzhaften Herzschlag gibt es nicht. Wenn oft der vernichtende Schmerz beim Herzinfarkt oder bei Angina pectoris als Gegenbeweis angeführt wird, so ist an dem Mißverständnis wiederum die unexakte Bezeichnung schuld. Beim Herzinfarkt handelt es sich im strengen Sinne nicht um eine Herzerkrankung, sondern um eine Gefäßerkrankung. Und funktionelle Störungen an den Blutgefäßen sind meist mit Schmerzen verbunden. Dies ist auch leicht verständlich, da die Funktion der Gefäße vom vegetativen Nervensystem gesteuert wird. Zu diesem Zweck sind die Gefäße mit Nervengewebe ganz besonders reichlich versorgt.

Auch die feine Herzinnenhaut ist nicht mit Schmerznerven versorgt. Dies erklärt, daß die ernste Krankheit einer Herzinnenhautentzündung besonders schwierig zu erkennen ist. Sie verläuft völlig schmerzlos und ist deshalb anfangs nur auf Grund anderer Symptome vermutbar. Erst wenn bereits Formveränderungen an den Klappen sich entwickelt haben, ist die Diagnose durch das Auftreten von Herzgeräuschen gesichert. Aber Schmerzen treten nicht auf, auch dann nicht, wenn schwerste Herzklappenfehler im Narbenstadium zurückbleiben. Dies zu wissen, ist von außerordentlicher Bedeutung. Es erklärt dem Kranken nicht nur, weshalb Formveränderungen an Organen schmerzlos sind, sondern auch, daß die Schmerzlosigkeit kein Zeichen von Harmlosigkeit ist.

Die Beobachtung, daß so viele Menschen über Schmerzen und Mißempfindungen in der Herzgegend klagen, weist nicht auf eine Herzerkrankung hin, sondern ist häufig der Ausdruck einer Störung im vegetativen Bereich, meist im Gefäßgebiet. Nicht selten sind Schmerzen in der Herzgegend durch krankhafte Veränderungen des Bindegewebes, der Muskulatur, der Bänder und Sehnenansätze im Bereich des Brustkorbes, des Rückens oder der Wirbelsäule bedingt. Alle Gefäße, die zum Herzen führen und von ihm ausgehen, sind von Nerven netzartig umsponnen. Es ist daher nicht verwunderlich, daß sich um so mehr empfindsame Nervensubstanz findet, je mehr wir uns dem Herzen nähern. Aus weiser Voraussicht hat aber die Natur das Herz so kunstruiert, daß es bei seiner unermüdlichen Aktion selbst schmerzfrei bleibt. Eine Herzerkrankung wäre sonst eine schmerzhafte Qual ohne Ende. Es gibt auch keinen *Herzkrampf*, wie man so oft in der Sprechstunde hört. Wenn der Kranke stundenlange Krampfschmerzen in der Herzgegend hat, so kann es sich natürlich nicht um einen Krampf des Herzens handeln, da dies ja gleichbedeutend mit sofortigem Tod wäre. Denn wenn das Herz sich verkrampfen würde, hieße dies, daß es in der Phase der Zusammenziehung (Systole) verkrampft stehenbliebe. In Wirklichkeit schlägt bei dem sogenannten Herzkrampf das Herz friedlich weiter, meist sogar schneller. Der Krampf hat also mit dem Herzen überhaupt nichts zu tun, sondern spielt sich meist in einem Gefäßgebiet ab oder ist Ausdruck einer vegetativen Störung.

Da sich aber der Kranke unter einem Herzkrampf verständlicherweise etwas ganz anderes vorstellt, nämlich daß das Herz selbst krampfe, ist es nicht zu verantworten, ein solch falsches Wort zu gebrauchen. Es ist interessant, daß viele Kranke, denen man den wirklichen Sachverhalt erklärt hat, trotzdem in Zukunft gerne weiterhin den Ausdruck *Herzkrämpfe* beibehalten. Sie haben sich mit der Vorstellung, daß sie dabei in Lebensgefahr schweben, so befreundet, daß sie nur ungern bereit sind, diese aufzugeben. Vielleicht rührt dies daher, daß die Beschwerden des Kranken mit funktionellen Störungen von anderen nie genügend ernst genommen und eben als *nur nervlich* abgetan werden. Wenn der Kranke dann von Herzkrämpfen sprechen kann, glaubt er, damit vor den anderen eine bessere Anerkennung der Schwere seiner Erkrankung erwarten zu können. Er täuscht sich zwar in seinem Wunsch; denn tatsächlich verstärkt die Diskrepanz zwischen der Eindrücklichkeit seiner Beschwerden und der Ungefährlichkeit des Zustandes bei den Beobachtern meist den Eindruck, daß die Sache nicht sehr ernst zu nehmen sei. Dieses gegenteilige Endresultat seines Verhaltens ist ein schlechter Trost dafür, daß in der Umgebung vielleicht doch einer ist, der sich durch den gefährlichen Ausdruck *Herzkrämpfe* täuschen läßt.

Würde am Kopf derselbe Fehler gemacht wie am Brustkorb, so müßte man bei *Kopfschmerzen* immer von Gehirnschmerzen sprechen. Auch das Gehirn selbst hat keine Schmerzempfindungsnerven; schmerzempfindlich sind nur die umgebenden Hirnhäute. Kopfschmerzen sind bis auf seltene Ausnahmen kein Zeichen einer Hirnerkrankung, sondern ein sehr vieldeutiges Symptom, daß irgendeine Störung im Kopfgebiet oder sonstwo im Organismus vorliegt. Ob nun Gefäßstörungen, eine Erkrankung der Augen, der Nase mit ihren Nebenhöhlen, der Zähne, der Kopfhaut, des Bandapparates im Bereiche der Halswirbel, des Bindegewebes in der Nähe der Nervenaustrittsstellen oder sonst eine Störung vorliegt, muß in jedem einzelnen Fall von Kopfschmerzen festgestellt werden. Niemand kommt auf den törichten Gedanken, jeden Schmerz im Kopfbereich als Hirnschmerz anzusehen, aber in der Herzgegend wird jeder Schmerz als Herzschmerz gedeutet.

Bei den *Nieren* liegen die Verhältnisse ähnlich. Der falsche Ausdruck Nierenkolik erweckt beim Kranken den Eindruck, als habe die Niere Schmerznerven; in Wirklichkeit handelt es sich bei den sogenannten Nierenkoliken um Erkrankungen des Nierenbeckens, meist durch Krämpfe infolge von Entzündungen oder Steinen hervorgerufen. Auch hier ist es so, daß die gefährlichen Erkrankungen der Nieren selbst, z. B. eine Nierenentzündung, völlig schmerzlos verlaufen, eben weil die Nieren keine schmerzempfindlichen Nerven besitzen. Die Gefahr liegt darin, daß durch die Schmerzlosigkeit diese Erkrankungen oft erst spät zum Arzt führen. Es ist deshalb wichtig, daß die Menschen mehr auf die Schmerzlosigkeit der inneren Organe hingewiesen werden. Auf der anderen Seite halten sich viele für nierenkrank, während die Krankheit in Wirklichkeit im Bewegungsapparat des Rükkens, d. h. den Bändern, Muskeln und im Bindegewebe im Bereich der Wirbelsäule, liegt. Dieses Nichtwissen leistet natürlich Fehldiagnosen und Fehlbehandlungen Vorschub.

Jeden Tag hört der Arzt von *„Leber"-schmerzen* berichten, obwohl die Leber keine Schmerzempfindungsnerven hat, d. h. nicht weh tun kann. Schmerzen im rechten Oberbauch fordern daher auf, nach dem wirklich erkrankten Organ zu forschen. Meistens beruhen sie auf Störungen im Bereich der Gallenblase, der Gallenwege, des Dünn- und Dickdarms, der Gefäße oder des Bindegewebes im Bauchraum oder der Bauchdecke, sie können auch vom Gewebe des Rükkens fortgeleitet sein. Die eigentlichen Erkrankungen der Leber sind völlig schmerzlos und daher auch nicht ungefährlich.

Die Gefährlichkeit der *Lungentuberkulose* steht letzten Endes mit der Schmerzunempfindlichkeit der Lunge in enger Beziehung. Könnten die Lungen Schmerz empfinden, würde jede Erkrankung im frühesten Beginn erkannt und entsprechend behandelt. Aber nur der Überzug, das Lungenfell und das Rippenfell, reagiert äußerst schmerzhaft.

Es ist auch viel zu wenig bekannt, daß die *Knochen* selbst nicht schmerzempfindlich sind, während die sie überziehende Knochenhaut mit Schmerznerven ausgestattet ist. Deshalb hört man täglich in der Sprechstunde die irrige Ansicht, daß bei Erkrankungen der Wirbelsäule die Knochen weh täten. Es sind die umgebenden Weichteile, Sehnen, Bänder, das lockere Bindegewebe, die Muskeln und die eingeengten Nervenstränge, von denen die Schmerzen ausgehen. Deshalb können hochgradige Knochenveränderungen, die auf der Röntgenaufnahme zu sehen sind, ganz schmerzlos sein, während die erkrankten Weichteile, die keine Schatten im Röntgenbild machen, schmerzhaft sind. Es ist deshalb kein Rätsel, wenn mancher Kranke im Röntgenbild der Wirbelsäule und der Gelenke, das hauptsächlich die Knochen zeigt, keine Veränderungen aufweist und doch Schmerzen hat, und wenn umgekehrt erhebliche Befunde im Röntgenbild keine Beschwerden machen.

Die Tatsache, daß die Überzüge und die Umgebung der inneren Organe mit schmerzhaften Warnsignalen versehen sind, während die Organe selbst nicht schmerzen, könnte zu dem Gedanken verleiten, daß in der Schöpfungsidee nur mit einer Bedrohung der Organe von außen her, etwa durch Verletzung, gerechnet wurde und die Möglichkeit einer Zerstörung der Organe von innen her, etwa durch fabrikatorisch hergestellte Teilnahrungsmittel, nicht einkalkuliert war. Damit, daß der Mensch die raffiniertesten technischen Methoden erfinden würde, um sich von innen her auf chemischem Wege unter Umgehung der Warnsignale zu schädigen, hat die Natur wohl nicht gerechnet. Alle inneren Organe und Gewebe sind von außen her nicht erreichbar, ohne daß schmerzempfindliche Schichten durchdrungen werden müssen.

Organe, die schmerzempfindlich sind

Im Gegensatz zu den Erkrankungen der Organe Herz, Gehirn, Lungen, Leber, Nieren, Milz,

Bauchspeicheldrüse, Eierstöcke, Schilddrüse, Nebennieren und der anderen inneren Drüsen kommt es bei *Erkrankungen der Hohlorgane* zu Schmerzen. So ist bekannt, daß Erkrankungen des Magens, des Darmes, der Gallenblase, der Gallenwege, des Nierenbeckens, der Harnblase, der Gebärmutter und der Blutgefäße mit heftigen Schmerzen einhergehen können.

Den weitaus größten Anteil an schmerzhaften Krankheiten stellen aber die ernährungsbedingten *Erkrankungen des Bewegungsapparates.* Aber auch *Krankheiten des Nervensystems* können mit Schmerzen einhergehen.

Da die meisten Menschen nicht wissen, daß es auch nichtschmerzende Organe gibt, werden die Schmerzen oft falsch gedeutet und die falschen Organe und Gewebe als Quellen der Schmerzen beschuldigt. Am häufigsten gilt dies für das Herz. Leider führen diese Fehldeutungen auch oft zu falschen Schlußfolgerungen für die Behandlung.

Warum seelische Krankheit als abwertend empfunden wird

Wir haben festgestellt, daß die Funktionsstörungen der Organe zwangsläufig mit Beschwerden und Mißempfindungen gekoppelt sind und daß die Steuerung der Funktionen durch das vegetative Nervensystem geschieht. Trotzdem ist es unzweckmäßig, die Funktionsstörungen mit *nervös* zu bezeichnen, da der Kranke, wie oben dargestellt, das Nervensystem nicht zu den Organen rechnet und außerdem unter *nervös* meist seelisch versteht. Und *seelisch* krank zu sein, bedeutet für ihn eine moralische Abwertung, gegen die er sich wehrt. Wie erklärt es sich, daß der Kranke dies so auffaßt, obwohl es in Wirklichkeit nichts Minderwertiges bedeutet, seelisch krank zu sein?

Um dies verstehen zu können, muß zuerst der Begriff *seelisch krank* genauer untersucht werden. Auch diese Bezeichnung läßt sich als ein mißverständlicher Ausdruck für verschiedenartige Umstände entlarven. Man kann darunter entweder verstehen, daß tatsächlich die Seele krank ist oder daß eine Erkrankung seelisch bedingt, also durch seelische Einflüsse verursacht ist. Im medizinischen Sprachgebrauch wird *seelisch bedingt* mit *psychogen* bezeichnet. In diesen beiden Fällen handelt es sich um völlig verschiedene Dinge. Wenn sie beide mit dem Sammelbegriff *seelisch krank* bezeichnet werden, braucht man sich nicht zu wundern, wenn schon wieder störende Mißverständnisse auftreten.

Bei jeder Krankheit ist der ganze Mensch krank

Aber auch der Begriff *kranke Seele* ist nicht so eindeutig klar. Wenn wir von der Geist-Seele-Leib-Einheit ausgehen, ist es durchaus fraglich, ob es so etwas wie eine *kranke Seele* an sich überhaupt gibt. Jede körperliche Störung kann ihre Entsprechung im seelischen Bereich haben und umgekehrt, so daß eine rein somatische und rein seelische Krankheit nur in der Abstraktion existiert, in der Wirklichkeit aber nicht vorkommt. Deshalb tut man immer gut, vom kranken *Menschen* zu sprechen und nicht vom kranken Körper oder der kranken Seele.

Krankheiten, deren Ursachen im seelischen Erleben liegen

Etwas ganz anderes will es besagen, wenn man von seelisch *bedingten* Erkrankungen spricht. Damit sind keineswegs Krankheitsäußerungen im seelischen Bereich gemeint, sondern Krankheiten, deren Ursache im seelischen Erleben liegt. Sie sind ein Teil dessen, was wir oben mit dem umfassenderen Begriff als lebensbedingte Krankheiten bezeichnet haben. Die Krankheitsäußerungen (Symptome) dieser seelisch (= lebens)bedingten Krankheiten betreffen wiederum sowohl den körperlichen wie den seelischen Bereich in gleichem Maße. Sie unterscheiden sich darin von keiner anderen Krankheit, ganz gleich, welche Ursache sie hat.

Ob eine Krankheit ihre Ursache in einem Unfall, also einer mechanischen Einwirkung, hat oder in einem seelischen Erlebnis, in der Zufuhr eines Giftes, in Ernährungsfehlern, in Schlafentzug, beruflicher Überforderung oder in irgendeiner sonstigen Streßsituation, sie wird sich immer am ganzen Menschen äußern. Sie wird also immer somatische wie psychische Symptome aufweisen.

Wenn psychische *Symptome* auftreten, heißt dies also nicht, daß psychische *Ursachen* vorliegen, genauso wenig, wie Symptome im körperlichen Bereich psychische Ursachen ausschließen. Eigentlich sind dies Selbstverständlichkeiten, die sich zwangsläufig aus der Leib-Seele-Einheit ergeben. Aber obwohl alle Menschen die Leib-Seele-Einheit annehmen, ziehen sie im Krankheitsfall keine praktische Nutzanwendung daraus. Im einen Atemzug bejahen sie die Leib-Seele-Einheit als etwas absolut Selbstverständliches, und im nächsten Atemzug bemühen sie sich, ihre Symptome wieder säuberlich nach *see-*

lisch und *körperlich* in fast selbstquälerischer Weise zu trennen. Bei diesem aussichtslosen Unterfangen, alles, was mit der Seele zu tun haben könnte, abzutrennen, haben wir im Prinzip wieder dieselben Kräfte vor uns, die es bewirken, daß die Kranken den seelischen Bereich zu übergehen, zu vertuschen, abzuschwächen oder gar zu leugnen versuchen.

Im Gespräch über religiöse Fragen und in philosophischen und geisteswissenschaftlichen Diskussionen stoßen Erörterungen über die Seele nicht auf die geringste Abneigung oder Ablehnung. Geht es aber um Erörterungen in Krankheitsdingen, verstummt der Kranke meist, wenn er das Gefühl hat, daß das Gespräch auch nur am Rande den seelischen Bereich berührt. Gelingt es, die Scheu zu durchbrechen und den Kranken offen zum Reden zu bringen, nicht etwa über Lebensprobleme, sondern nur darüber, weshalb er jede Erörterung über solche Fragen im Keime zu ersticken versucht, dann ergibt sich in beschämender Weise immer dasselbe Bild:

„Nur nervös“ – wie es der Kranke sieht

Die schlechten Erfahrungen, die der Kranke bei früheren Andeutungen von Lebensproblemen gemacht hat, haben ihn mißtrauisch gemacht. Kaum versucht er, Lebensschwierigkeiten anzudeuten – vielleicht benutzt er sogar in anfänglicher Unbefangenheit das Wort *Seele* statt *Leben* – so kommt prompt die Erwiderung, dann sei alles *nur nervös;* und dann sei er ja *organisch ganz gesund.* Und mit automatischer Präzision läuft die Gedankenkette ab, aus der es kein Entrinnen gibt. Von seiten des Kranken sieht sie etwa folgendermaßen aus: *Ich fühle mich krank und habe Beschwerden; der Arzt hat mir aber zu verstehen gegeben, daß ich nicht krank bin; also nimmt er an, daß ich mir alles nur einbilde. Aber ich glaube nicht, daß ich mir alles nur einbilde, denn es kann doch unmöglich Einbildung sein, daß ich jeden Morgen mit Kopfdruck erwache und Herzklopfen und Angstzustände habe. Aber er hat doch gesagt, ich sei organisch gesund. Vielleicht hat er nicht erkannt, was ich habe.*

Am besten ist, ich gehe zu einem anderen Arzt. Aber dann verschweige ich natürlich, daß ich mich aufgeregt habe, sonst meint er wieder, alles sei nur seelisch, und auch er glaubt mir meine Beschwerden nicht.

Nun geht es mit diesem Vorsatz zum nächsten Arzt. Dort erzählt er seine Beschwerden, hält sich aber streng an rein Körperliches und umgeht geschickt seine Lebensgeschichte. Trotzdem kann es sein, daß der Arzt ihn nach seelischen Belastungen fragt. Wenn der Kranke wieder den *Fehler* macht und sie erzählt, bekommt er nach der Untersuchung die Diagnose *alles nur nervös, organisch sind Ihre Organe gesund.* Auf Grund des anfänglichen Vertrauens zum Arzt und in der Hoffnung auf Hilfe schluckt der Kranke vielleicht die Unlogik, daß ein Organ organisch gesund sein kann, als ob es zwei Arten von Gesundheit gäbe. Er hat jedenfalls die Empfindung, daß es gut ist, wenn er seinen gesunden Menschenverstand ausschaltet. Er anerkennt zunächst die Unlogik, indem er annimmt, daß dies eben *wissenschaftlich* und für ihn mit seinem gesunden Menschenverstand nicht verständlich sei.

Falsche Worte zerstören das Vertrauen zum Arzt

Verschweigt er aber – durch die Erfahrung *klug* geworden – den Bereich der Lebensprobleme, so bekommt er trotzdem in gleicher Weise die Diagnose, alles sei nur nervös und er sei organisch ganz gesund. Das Endresultat ist in beiden Fällen dasselbe: Der Kranke ist unbefriedigt, fühlt sich unverstanden und als *eingebildet krank* abgetan. Vielleicht entschließt er sich trotzdem, die verordnete Behandlung durchzuführen. Mit größter Wahrscheinlichkeit bleibt der Erfolg aus, da der Kranke in Unsicherheit über den wahren Charakter seiner Krankheit geblieben ist.

Es kann als Grundsatz gelten, daß der Kranke seine Krankheit solange als unheimlich und belastend empfindet, solange er nicht weiß, was er hat. Und ebenso sicher ist, daß jeder Kranke die Diagnose *es ist alles nervös* und *organisch sind Sie gesund* als Ausrede empfindet oder als ein Zeichen, daß die Krankheit in Wirklichkeit noch nicht erkannt ist oder daß der Arzt sich getäuscht hat oder daß er nicht imstande ist, die Krankheit richtig zu erkennen. Im Endeffekt läuft das aber alles auf dasselbe hinaus: Der Kranke bleibt in Unsicherheit.

Und ein Drittes ist ebenso sicher: Ein Kranker, der in Unsicherheit über seine Krankheit ist und dem seine Krankheit infolgedessen unheimlich ist, kann nicht gesund werden. Die allererste Voraussetzung ist Klarheit über die Krankheit, denn nur sie kann das Vertrauen schaffen, das zur gemeinsamen Arbeit von Arzt und Patient eine unabdingbare Voraussetzung ist.

Für den Arzt ergibt sich daraus, daß er nichts Falscheres tun kann, als mit den Worten *es ist nur nervös* und *organisch fehlt Ihnen nichts* den Kranken in Not zu bringen und den Erfolg seines eigenen Tuns von vorneherein zu verhindern.

Geht der Kranke in seiner Ungewißheit über das, was ihm fehlt, schließlich nach längerer vergeblicher Behandlung wieder zu einem anderen Arzt, so kann es sein, daß erneut das unglückliche Wort von den Nerven fällt, das der Kranke auf Grund der früheren Erfahrung selbst dann in den falschen Hals bekommt, wenn dieser Arzt ihm die nötigen Erläuterungen dazu gibt, die geeignet wären, die Krankheit ins richtige Licht zu setzen. Aber das Mißtrauen des Kranken dem Wort *Nerven* gegenüber sitzt nun schon so tief, daß es auf jeden neuen Arzt übertragen wird, der auch nur Andeutungen macht, daß die Nerven dabei eine Rolle spielen könnten; denn er *weiß*, daß ihm mit dem Wort *Nerven* schonend durch die Blume beigebracht werden soll, daß ihm eigentlich nichts fehlt.

Ist der Kranke einmal in diese unglückliche Kette von Mißverständnissen hineingeraten, wird es immer schwieriger, ihn daraus zu befreien. Denn fortwährend Böses gebärend ergeben sich immer neue Komplikationen verschiedenster Art.

Erkennt ein Arzt, daß ein Kranker die Diagnose *nervös* als ungenügend und moralisch abwertend ansieht, so kann es sein, daß er als Ausweg die *organische* Diagnose wählt. Er versichert zum Trost dem Kranken, daß er *organisch* krank wäre, obwohl in Wirklichkeit eine funktionelle Störung vorliegt. Nun kann dadurch wieder neues Unglück entstehen. Es besteht die Gefahr, daß der Kranke nun an ein bestimmtes Organ *fixiert* wird. Er glaubt von da an, er habe z. B. ein unheilbares Herzleiden. Und es ist schwer zu sagen, was schlimmer ist, diese falsche Vorstellung vom Organleiden oder die Not, vom Arzt nicht ernst genommen zu werden. Dabei ist noch nicht einmal berücksichtigt, daß eine heilsame Erörterung der wahren Ursachen dadurch verhindert wird. Der Patient kann aber das Bemühen dieses Arztes, Mißverständnisse durch Vermeidung des Wortes *nervös* auszuschalten, noch auf eine andere Art fehldeuten. Er kann den wiederum falschen Schluß daraus ziehen, daß die früheren Ärzte sein jetzt endlich *festgestelltes* organisches Leiden nicht erkannt hätten, eine Entwicklung, die auf keinen Fall dazu beiträgt, das Vertrauen zu den Ärzten überhaupt zu stärken. Und dieses alles nur, weil die falschen mißverständlichen Worte *Nerven*, *nervös*, *organisch* und *seelisch* benutzt werden, ohne dem Kranken mit einfachen klaren Worten den wahren Sachverhalt zu erklären.

Wenn nun angeführt wird, es fehle an Zeit, dem Kranken die Zusammenhänge zu erklären, so kann dies nicht als Entschuldigung gelten. Denn eine richtige Erklärung und ein klares unmißverständliches Wort kostet dieselbe Zeit wie ein unklares Wort, das mit Mißverständnissen beladen ist. Im Gegenteil, eine einmalige richtige Erklärung verkürzt die Krankheitsdauer außerordentlich. Es ist eine Zeitersparnis, wenn einem Kranken einmal 30 Minuten mit Erfolg gewidmet werden, anstatt daß eine endlose Kette kurzer Beratungen erfolgen muß, die keinen wesentlichen Erfolg bringen. Lieber einmal richtig als zehnmal falsch.

„Schwache" und „starke" Nerven

Mindestens ebenso unglücklich wie der Ausdruck *Nerven* überhaupt ist die Bezeichnung *„schwache"* bzw. *„starke" Nerven. Ich habe eben schon immer schwache Nerven gehabt* oder *Dazu gehören eben starke Nerven* sind Ausdrücke, die man täglich hören kann, in denen aber ebenso viele Möglichkeiten zu Mißverständnissen und falschen Schlußfolgerungen liegen wie in *nervös* oder ähnlichen dehnbaren Gummibegriffen.

Mit *schwachen* Nerven will der Kranke ausdrücken, daß er auf kleinste Reize, die ihn treffen, bereits mit starken überschießenden Reaktionen antwortet. Hinter dieser sogenannten Schwäche steht also eine vermehrte Reizbarkeit, das ist alles andere als eine Schwäche. Bei diesen Menschen ist die Reizschwelle herabgesetzt. Dadurch sind schon geringste Einwirkungen, die einen *normalen* Menschen völlig unberührt lassen, imstande, Reaktionen hervorzurufen.

Man könnte solche Menschen mit einem sehr wertvollen und teuren Radioapparat vergleichen, der hochempfindlich ist und dadurch feinste hochfrequente Ströme empfangen kann, auf die ein einfaches und billiges Gerät noch nicht anspricht. Einen teueren hochempfindlichen Radioapparat als schwachen Apparat zu bezeichnen, würde dasselbe bedeuten, wie wenn man ein sensibles hochempfindliches Nervensystem als schwach bezeichnen würde. Die sensiblen *Nerven* sind also das Gegenteil von schwach. Wenn man schon die Leistung des Nervensystems nach Quantität messen könnte, was aber ohne Sinn ist, dann wären diese *schwachen* Nerven gerade die starken. Und umgekehrt liegt bei einem Menschen, der selbst auf stärkste Reize kaum reagiert, der also nach landläufiger Ansicht *starke* Nerven hat, ein schwach reagierendes Organ vor. Wir sehen, daß es sehr ungeeignet ist, diese verschiedenen Reaktionsweisen und unterschiedlichen Reizschwellen des Nervensystems mit *stark* und *schwach* zu bezeichnen, wobei *stark* etwas Gutes und *schwach* etwas Minderwertiges und Schlechtes ausdrücken soll.

Nach diesen falschen Bezeichnungen müßten z. B. alle Künstler ihre besonderen Fähigkeiten nur ihren *schwachen Nerven* verdanken. Demnach müßte man also minderwertig sein, um Künstler zu werden. Daß ein Künstler von einem Motiv gepackt werden kann, setzt eine erhöhte Beeindruckbarkeit voraus; er wird von Eindrücken ergriffen, die einen Nichtkünstler unberührt und unbeeinflußt lassen. Natürlich kann diese vermehrte Feinfühligkeit und Sensibilität nicht nur zu Leistungen führen, zu denen der Durchschnittsmensch nicht befähigt ist, sondern auch zu vermehrtem Leiden. Wir sehen dies an den Biographien vieler großer Künstler. Es wird aber kaum jemand wagen, ihre Werke als Ausdruck *schwacher Nerven* anzusehen.

Der Kranke aber, der selbst immer wieder von

seinen schwachen Nerven redet und sie als Erklärung für seine Beschwerden anführt, ist froh, daß er damit eine Entschuldigung hat für sein Kranksein. Wenn die Nerven schwach sind, hat er ja keinerlei Verantwortung für seine Krankheit; dann liegt die Ursache in der ererbten Anlage. Wenn aber die Ursache seiner Krankheit in den *Nerven* gesehen wird, empfindet er dies als Vorwurf, derart, daß die anderen damit sagen wollen, er habe seine Krankheit selbst verschuldet. Etwas ganz anderes bedeutet es aber für ihn, wenn es *schwache* Nerven sind, dann ist er vor aller Welt entschuldigt.

Immer aber stoßen wir bei den verschiedenartigen Verhaltensweisen des Kranken in seiner Krankheit auf dieselben Grundmotive: Er sieht in der Reaktion der Umwelt auf seine Krankheit eine Anklage und einen versteckten oder offenen Vorwurf, dem er dadurch zu begegnen sucht, daß er sich gegen die Worte *nervlich* oder *seelisch* wehrt, oder dadurch, daß er sich durch die angeborene *Schwäche seiner Nerven* rechtfertigt. Das Unsinnige des Ganzen liegt natürlich darin, daß er eine Rechtfertigung vor Dritten gar nicht nötig hat. Anstatt etwas Sinnvolles gegen die Krankheit zu unternehmen, verbraucht er viel Kräfte unnütz, um sich gegen vermeintliche Feinde zu wehren, die nur in seiner Vorstellung bestehen und von denen er annimmt, daß sie in seiner Krankheit ein Zeichen seiner Minderwertigkeit sehen.

Es kam darauf an zu zeigen, daß auch die Ausdrücke *schwache* und *starke* Nerven wie alle verschwommenen Begriffe nur Nachteile bringen, indem sie Mißverständnisse ermöglichen, falsche Vorstellungen hervorrufen und zu falschen Schlußfolgerungen verleiten. Es ist daher notwendidg, sie im Gespräch mit Kranken grundsätzlich zu meiden.

Ich bin mit den Nerven ganz herunter

Ähnlich liegt es mit dem nichtssagenden Ausdruck „*Ich bin mit den Nerven ganz herunter*". Meist kommt es zu diesem Stoßseufzer des Kranken am Ende der Aufzählung seiner Beschwerden. Er will damit sagen, daß er außer den Schmerzen und anderen Mißempfindungen, die er angegeben hat, sich im ganzen nicht wohlfühlt und in seinen seelischen Regungen empfindlicher ist als sonst. Dies äußert sich u. a. darin, daß er leichter weint oder launischer ist als früher oder sich über Kleinigkeiten mehr aufregt als sonst.

In Wirklichkeit sind diese Veränderungen im

Gemüt die Entsprechung der Beschwerden im körperlichen Bereich; sie gehören genauso zu den Krankheitssymptomen wie Erbrechen oder Schmerzen oder alle sonstigen Beschwerden, die mit dem Kranksein verbunden sind. Es gibt eben keine Krankheit, die mit Zunahme des Wohlbefindens einhergeht. Und daß der ganze Mensch an der Krankheit teilnimmt und sich als Ganzes nicht wohlfühlt, daß also auch die Stimmungslage sich ändert, ist doch nichts Besonderes. Im Gegenteil, wenn es nicht so wäre, müßte man dies als merkwürdig registrieren. Wozu also diesen selbstverständlichen, jede Krankheit begleitenden Tatbestand mit dem einfältigen Ausdruck *und dann bin ich auch noch mit den Nerven herunter* belegen? Wenn der Kranke sagen würde: *Und dann bin „ich" im ganzen herunter,* wäre es sinnvoller und würde das besser ausdrücken, was er meint.

An diesem Beispiel läßt sich ganz deutlich zeigen, daß statt *Nerven* in diesem Sinne immer besser *der ganze Mensch* oder *Mensch als Ganzes* gesagt wird. Anstatt *seine Nerven leiden darunter* wäre es verständlicher und richtiger, zu sagen *der ganze Mensch, die ganze Person (als Leib-Seele-Einheit) leidet darunter.* Bei jeder Krankheit ist immer der ganze Mensch krank und nicht nur das hauptsächlich betroffene Glied oder Organ.

Warum wird nur mit den *Nerven* so ein Unfug getrieben wie sonst mit keinem Organ? Kein Mensch sagt, daß er mit der Lunge oder Niere herunter oder herauf sei; diese Organe sind entweder gesund oder krank, aber mit den Nerven kann man sogar wieder *heraufkommen!* Wieviel einfacher wäre die Krankenführung, wenn alle Dinge bei ihren richtigen Namen genannt würden! Wenn das Allgemeinbefinden gemeint ist, sollte man Allgemeinbefinden sagen und nicht *Nerven.* Wenn man die Stimmung meint, sollte man Stimmung sagen und nicht *Nerven.* Wenn man bedrückende Erlebnisse meint, sollte man bedrückende Erlebnisse sagen und nicht *Nerven* usw. Wieviel einfacher wäre die Verständigung, wieviel weniger Mißverständnisse und Mißtrauen würden das Verhältnis vom Kranken zum Arzt und zu den anderen Menschen belasten!

„Einbildung" verschleiert den Sachverhalt

Da wir schon bei den Mißverständnissen durch Benutzung falscher und unklarer Begriffe sind, noch einige Worte über den Ausdruck *Einbildung.* Es gibt viele Kranke, die alles das als

Einbildung bezeichnen, was ihnen unerklärlich ist und was sie nicht verstehen. Wenn sie irgendwo Schmerzen haben und nicht wissen, ob die Schmerzen von der Gallenblase oder vom Magen herrühren, so sagen sie *ich bilde mir immer ein, es sei die Gallenblase.* Sie bilden sich dies natürlich nicht ein, sondern sie vermuten, daß die Gallenblase der Ausgangspunkt der Schmerzen sei. Oft wird das Wort Einbildung auch benutzt, um eine Befürchtung auszudrükken. Wenn ein Kranker Angst hat, er habe Krebs, so sagt er oft: *Ich bilde mir ein, ich habe Krebs.* Dieser fehlerhafte häufige Gebrauch des Wortes Einbildung bringt den Kranken oft, ohne daß er weiß, warum, in ein schiefes Licht bei seiner Umgebung. Da er selbst immer von Einbildung redet, ist es den anderen nicht übelzunehmen, wenn sie seine Worte so deuten, als sei er wirklich nicht krank, als sei wirklich alles nur eingebildet. Aber in Wirklichkeit hat er natürlich die Schmerzen, die er empfindet; er ist sich nur nicht im klaren darüber, wodurch sie entstanden sind. Und diese Unklarheit bezeichnet er mit Einbildung. Es erscheint mir wichtig, den Kranken darauf aufmerksam zu machen, daß er im Zusammenhang mit seiner Krankheit das Wort Einbildung besser nicht benutzt, um jedes Mißverständnis zu vermeiden.

Wir befinden uns immer noch bei der Untersuchung der Frage, weshalb der Kranke jeden Hinweis auf den *seelischen* Bereich als *moralisch abwertend* empfindet. Die Verwechslung von *seelisch* und *seelisch bedingt* haben wir besprochen, ebenso die Verwechslung von *seelisch* mit *nervös.* Die Fortsetzung der unglücklichen Gedankenverbindung führte von *nervös* zu *nicht organisch,* woraus schließlich das Urteil *nur in der Einbildung vorhanden* abgeleitet wurde. Dem Kranken wird damit die Existenz einer Krankheit abgesprochen, obwohl er sich doch offensichtlich krank fühlt und tatsächlich auch krank ist. Schon dieser Tatbestand erklärt, daß für den Kranken in dieser ganzen Erklärungsart eine Nichtanerkennung seiner Krankheit und damit eine kritisierende Abwertung liegt.

Appell an den Willen stört die Heilung

Dazu kommt noch als besonders erschwerend der *falsche Appell* an den Kranken, seine *Krankheit durch den Willen zu überwinden.* Wir haben bereits festgestellt, daß die Organfunktionen vom vegetativen Nervensystem gesteuert werden, und dabei nachdrücklich betont, daß diese vom Willen völlig unabhängig sind. Die Außerachtlassung dieses wichtigen Punktes führt zur Unheilbarkeit und Unbeeinflußbarkeit der so außerordentlich häufigen vegetativen Störungen. Denn die gesamte Behandlung geht dann von falschen Voraussetzungen aus, die zwangsläufig in falsche therapeutische Ratschläge münden.

Der grundsätzliche Fehler in der Beratung liegt darin, daß allen diesen Kranken gesagt wird, sie müßten mit dem Willen gegen ihre Krankheit angehen; sie müßten sich mehr zusammennehmen, denn der Wille sei bei diesen Erkrankungen der wichtigste und einzige Heilfaktor. In Wirklichkeit aber ist der Wille weder bei den lebensbedingten Krankheiten noch überhaupt bei irgendeiner Erkrankung hilfreich, sondern er ist im Gegenteil einer der Hauptfaktoren, welche die Heilung behindern. Da diese Aussage im krassesten Widerspruch zu den üblichen Vorstellungen steht, ist eine genauere Begründung nötig.

Zunächst ist es unlogisch, einen körperlichen Vorgang, der dem Zugriff des Willens nicht untersteht, – sei er normal oder krankhaft – mit dem Willen beeinflussen zu wollen. Das Bemühen, die Wolken am Himmel mit dem Willen verschieben zu wollen, wäre nicht minder sinnlos. Es gibt demnach wohl kaum ein dümmeres Unterfangen, als etwas, was dem Willen nicht unterworfen ist, mit dem Willen beeinflussen zu wollen. Und doch wird bei jeder Störung von Körperfunktionen, die vegetativ gesteuert werden, dem Kranken von jedermann unentwegt der sinnlose und falsche Rat eingehämmert, mit dem Willen dagegen anzugehen.

Diese nicht auszurottenden falschen Ratschläge sind aber nicht nur in dem mangelnden Wissen darüber begründet, daß die Organfunktionen dem Zugriff des Willens entzogen sind. Die nähere Unterhaltung über diese Fragen mit dem Kranken zeigt nämlich, daß die Anbetung des Willens, sowohl von seiten des Kranken wie von ärztlicher Seite, noch vielerlei andere Gründe hat.

Verwechslung von Wille und Wunsch

Wenn der Kranke nach jahrelanger Krankheit durch diese falschen Ratschläge in Verzweiflung geraten ist, äußert er sich in der Sprechstunde meist wie folgt: *Alle haben mir immer wieder gesagt, ich müßte dagegen angehen, und, glauben Sie mir, Herr Doktor, ich bin immer mit aller Kraft dagegen angegangen; aber jetzt habe ich keine Kraft mehr dazu.* Darauf erwidere ich immer: *Wenn Sie ab sofort nicht mehr dagegen angehen, können Sie wieder gesund werden.* Diese Worte kann der Kranke zunächst überhaupt nicht verstehen. Er erwidert sofort: *Aber ich ‚will' doch gesund werden, und der Wille zum Gesundwerden ist doch das wichtigste. Ich verstehe nicht, warum ich es mit dem Willen nicht schaffe. Ob mein Wille zu schwach ist?* Hier verwechselt er eindeutig den Willen mit Wünschen. Natürlich möchte er gerne gesund werden; es wäre für ihn angenehmer und vorteilhafter, wenn er nicht krank wäre. Er mag also Gesundheit heiß ersehnen, aber *wollen* kann er sie nicht. Was ich gerne *möchte*, ist kein *Wille!*

Es gibt keine Krankheit, die dem Willen untersteht und die durch den Willen heilbar wäre. Wie kommt es aber, daß man landläufig täglich das Gegenteil hört? Auch hieran sind Begriffsverwechslungen und unklare Definitionen schuld. Es ist nicht nur die oben erwähnte Verwechslung von Willen und Wunschdenken im Spiel. Bei der Unterhaltung mit dem Kranken zeigt sich nämlich, daß für die meisten alles, was zum seelischen Bereich gehört, gleichbedeutend mit *Wille* ist. Wir dürfen nicht vergessen, daß wir es beim Kranken im allgemeinen mit einem psychologisch Unerfahrenen zu tun haben. Aber selbst bei Laien, die sich mit psychologischen Problemen befaßt haben, begegnet man den verkehrtesten Vorstellungen, besonders über den Willen.

Verwechslung von Wille und Seele

Am häufigsten begegnet man der Verwechslung von Wille mit *Seele* überhaupt. Dies läßt sich leicht an folgendem erkennen: Kommt man auf die möglichen Ursachen der betreffenden Krankheit zu sprechen und versucht man, dem Kranken anzudeuten, daß die Ursache seiner Krankheit in seinen Lebensverhältnissen und seiner Weltanschauung zu suchen sei, so erwidert er meist: *Ach so, Sie meinen, alles sei bei mir nur seelisch; ich bin aber immer dagegen angegangen.* An dieser fast klassischen Äußerung, die häufig zu hören ist, läßt sich ablesen, daß von vielen Kranken Seele und Wille gleichgesetzt wird.

Diese unbewußte Identifizierung von Seele und Wille erklärt auch, weshalb der Kranke so allergisch auf jede Andeutung reagiert, seine Krankheit könnte seelisch bedingt sein. Denn mit der Anwendung des Willens hat er ja bereits Schiffbruch erlitten; er hat längst gemerkt, daß es ihm nicht gelingt, mit dem Willen auch nur den geringsten Einfluß auf seine Krankheit zu gewinnen. Dazu kommt, daß er im Laufe seiner Erkrankung alle möglichen negativen Erfahrungen gemacht hat. Alle machen sie an ihm herum, er soll sich zusammennehmen und mit dem Willen dagegen angehen. Je mehr er diesem Rat folgt, den er zunächst nicht als sinnlos erkennt, um so mehr Kräfte verbraucht er ohne Erfolg und um so kränker wird er. In Verkennung der wahren Zusammenhänge merkt er lediglich, daß alle seine (falschen) Anstrengungen erfolglos bleiben. Er sucht aber den Fehler nicht in den falschen Bemühungen, sondern in seinem Unvermögen. Er kommt nicht auf den Gedanken, daß das, was alle sagen, falsch sein könnte. Denn in seiner Naivität meint er, daß die Wahrheit bei der Masse liege. *Wenn es alle sagen, kann es doch nicht falsch sein.*

Wenn es ihm nun nicht gelingt, durch *Dagegenangehen* die Krankheitserscheinungen zu bessern, so zieht er daraus den Schluß, daß er einen zu schwachen Willen habe. Zwangsläufig wird er versuchen, sich noch mehr anzustrengen, was schließlich in einer solchen Steigerung der Krankheitssymptome enden kann, daß er – Gott sei Dank! – nicht mehr kann. Dies bezeichnet er dann als *Nervenzusammenbruch,* in Wirklichkeit ist es eine sinnvolle Protestreaktion der Natur gegen die fehlerhafte Vergewaltigung seiner Alarmsignale. Wenn er durch diese Protestreaktion erkennen lernt, daß sein bisheriges Verhalten so falsch wie möglich war und ihn aus der Krankheit nicht heraus, sondern immer tiefer hineinführte, dann sind die Voraussetzungen für eine Heilung gegeben. Er muß alles umgekehrt machen wie bisher, nicht sich zusammennehmen, sondern den tieferen Sinn seiner Warnsymptome erkennen lernen und die Ursachen abzustellen versuchen. Nicht gegen die Lebensgesetze leben, sondern ihnen gemäß.

Das Überlastungssyndrom der berufstätigen Frau

Das Grundsätzliche läßt sich gut an dem Überlastungssyndrom der Frau demonstrieren. Der

Mann erwartet selbstverständlich, daß er sich an den gedeckten Tisch setzen kann, wenn er von der Arbeit nach Hause kommt, daß seine Kleidung von jemand in Ordnung gehalten wird und daß die Wohnung sauber gemacht wird. Bei der berufstätigen Frau ist dies anders: Sie arbeitet wie der Mann, und wenn sie nach Hause kommt, muß sie sich im Haushalt um all diejenigen Dinge kümmern, die dem Mann andere Personen abnehmen. Nur zu oft fällt dadurch die entspannende Pause weg, und es bleibt keine Zeit für eine Beschäftigung mit etwas Schönem. Infolge der ununterbrochenen Überbelastung, zu der häufig noch berufliche Spannungen kommen, entstehen Ermüdungserscheinungen, gestörter Schlaf, Kopfschmerzen, Funktionsstörungen im Herz-Kreislauf- und Verdauungsbereich und dergleichen.

Anstatt die Müdigkeit als Zeichen zu erkennen, daß die Leistungsgrenze erreicht ist, wird *mit dem Willen dagegen angegangen.* Der Wille wird benutzt, um mehr an Leistung zu vollbringen, als nach der Konstitution tatsächlich geleistet werden kann. Diese Überziehung des Leistungskontos führt zu Schulden, die sich in zunehmenden Beschwerden äußern. Die Teufelsspirale, die zu immer stärkerer Willensanstrengung und zu immer größerer Schwäche führt, hat begonnen. Der instinktive Versuch, sich der Überbelastung durch Beachtung der Warnsignale zu entziehen und die Lebensverhältnisse entsprechend anders zu gestalten, wird durch die Ratschläge der anderen: *Du mußt dich zusammennehmen* zunichte gemacht. Der Kranke würde sich schämen, zuzugeben, daß er diesen Aufgaben nicht mehr gewachsen ist. Er fürchtet, in den Augen der anderen als minderwertig zu erscheinen. Falsche Vergleiche werden angestellt. *Die anderen schaffen es doch auch, also mußt du es auch schaffen.*

Die Situation wird meist noch erschwert durch die *Vorstellung, Verhältnisse seien unabänderlich.* In Wirklichkeit sind sie meist nur in der Vorstellung des Menschen unabänderlich; er *hält* sie für unabänderlich, da er auf Grund seiner Weltanschauung keinen Weg und keine Möglichkeit sieht, sie zu ändern. Sind aber die Verhältnisse wirklich einmal nicht zu ändern, so besteht andererseits doch die Möglichkeit, daß der einzelne seine *Einstellung* dazu *ändert.* Dies würde aber wiederum neue Erkenntnisse voraussetzen.

Die zusätzliche Schwächung der Leistung durch Kaffee und Tee

Doch diesen sinnvollen Weg geht der Kranke noch lange nicht. Vorher muß er (zwangsläufig) noch alle möglichen anderen Fehler begehen. Merkt er nämlich, daß das Zusammennehmen ihm nicht den zu erwartenden Kraftzuwachs bringt, sucht er selbstverständlich nach anderen zusätzlichen Methoden. Und so landet er meist beim *Kaffee* oder *schwarzen Tee.* Damit unternimmt er den untauglichen Versuch, seine Leistungsfähigkeit zu steigern.

Es gelingt natürlich mit keiner Methode auf dieser Welt, mehr Leistung aus einer Maschine herauszuholen, als ihr innewohnt. Es wird auch nie mit Arzneimitteln und Genußmitteln gelingen, auf die Dauer mehr Leistung aus einem Menschen herauszuholen, als in ihm ist. Auch Kaffee und Tee vermögen dies nicht. Sie erzeugen aber für kurze Zeit eine euphorische Stimmung, das heißt das Gefühl der Frische und vermehrter Leistungsfähigkeit. Es ist aber mit einer Reihe von wissenschaftlich exakt durchgeführten Methoden nachgewiesen, daß die tatsächliche Leistung durch den Kaffee und Tee nicht gebessert, sondern sogar herabgesetzt wird.* Gebessert wird nur die subjektive Empfindung, was man eben als Euphorie bezeichnet. Sie täuscht vermehrte Leistungsfähigkeit vor und führt dazu, daß die Leistungsreserven angegriffen werden. Man kann aber auf die Dauer von einer Sparkasse nicht mehr Geld abheben, als auf dem Konto ist, ohne daß Schulden entstehen. Auf dem Krankheitsgebiet äußern sich die Schulden als Leistungsschwäche und andere Krankheitssymptome.

– und durch Vitalstoffmangel

Natürlich kann Leistungsschwäche auch ein Symptom unzureichender Vitalstoffzufuhr in der Nahrung sein, wie wir in Band 1 *„Unsere Nahrung – unser Schicksal“* gesehen haben. Der Fall kann dadurch kompliziert werden. Wird auch dieser Faktor nicht erkannt, dann kann daraus der untaugliche Versuch entstehen, die fehlenden Wirkstoffe durch Einsatz des Willens ausgleichen zu wollen. Von welcher Seite man auch an das Krankheitsproblem herangeht, immer zeigt sich, daß mit dem Willen nichts zu erreichen ist.

---

* Vom Kaffee und seinen Wirkungen, E.M.U.-Verlag, 5420 Lahnstein.

Sofort kommt hier der Einwand, daß man sich aber doch nicht gehenlassen dürfe. *Sich gehenlassen* ist nicht der Gegensatz zu Überforderung. Deshalb kann auch nicht statt der Überforderung durch falschen Willenseinsatz ein Sichgehenlassen gefordert werden. Wer aber die Kunst beherrschen würde, als Ausgleich für eine Anspannung sich zeitweise ganz zu entspannen, d. h. sich gehen zu lassen, könnte nicht an einer Spannungskrankheit erkranken. Aber es gehört Mut dazu, sich auch mal gehen zu lassen, und diesen Mut haben nur wenige Weise.

Wollte man nun die Krankheitssymptome, die eine Überforderung hervorruft, dem Kranken gegenüber als *nur nervös* oder *seelisch bedingt* oder *nicht organisch* abtun, wie weit wäre damit am Kern der Sache vorbeigegangen! Das noch schlimmere wäre, daß der Kranke aus der (Fehl)-*Diagnose* den Schluß ziehen würde, er habe sich noch nicht genug zusammengenommen und müßte den Willen noch mehr anspannen. Dies würde zwangsläufig ein Verhalten nach sich ziehen, das noch tiefer in die Krankheit hineinführte.

Der Einsatz des Willens als Krankheitsursache

Wir stellten oben die Behauptung auf, daß es keine Erkrankung gäbe, die durch einen Willensakt heilbar wäre. Die Begründung lag darin, daß die Organfunktionen nicht dem Einfluß des Willens unterstehen. Das Beispiel des Überforderungssyndroms läßt uns sogar noch einen Schritt weitergehen: Beobachtungen sprechen dafür, daß *der Wille* – falsch eingesetzt – sogar *eine* wichtige Krankheitsursache darstellt. Das bedeutet, daß die Verhältnisse genau umgekehrt liegen, wie gemeinhin angenommen wird: Nicht das Fehlen des Willens oder seine ungenügende Verwendung führt zur Krankheit oder verhindert die Heilung, sondern umgekehrt der Einsatz des Willens treibt den Menschen – wenn auch indirekt – in die Krankheit.

Ist es wirklich ein Willensakt, wenn ich morgen eine Reise antreten *will?* Man sagt üblich: *Ich will morgen verreisen.* Wenn wir aber das Zustandekommen dieses Entschlusses genauer überprüfen, so werden wir feststellen müssen, daß eine Reihe von Überlegungen vorausgegangen ist, ehe es zum Entschluß zur Reise kam. Bestimmte Umstände machen die Reise nötig, andere mögen dagegen sprechen; auch die Wahl des Termins ist von einer Reihe von Umständen abhängig, die Abwägung des Für und Wider läßt schließlich den Entschluß reifen, daß es das beste ist, wenn ich morgen verreise. Bei dem Zustandekommen dieses Entschlusses ist der Wille überhaupt nicht beteiligt. Doch, könnte jemand sagen, du *wolltest* doch eine bestimmte Aufgabe durchführen, und dazu mußtest du diese Reise unternehmen. Aber auch die Durchführung der Aufgabe war wiederum kein Ergebnis eines Willensaktes, sondern das zahlreicher vorausgegangener Überlegungen. Diese führten mich schließlich zu der Erkenntnis, daß zur Durchführung der Aufgabe die morgige Reise nötig ist. Wenn ich nun erkannt habe, daß die Reise nötig ist, bzw. ich sie auf Grund meiner Überlegungen für notwendig halte, bedarf es eigentlich keines Willensaktes mehr, um nun die Reise tatsächlich durchzuführen. Im Gegenteil, wenn ich erkannt habe, daß die Reise dringend nötig ist, und wenn ich entgegen dieser Erkenntnis *nicht* reisen würde, dann wäre ein Willensakt nötig. Mit Hilfe des Willens könnte es mir vielleicht gelingen, das, was ich als nötig zu tun erkannt habe, *nicht* zu tun. Der Wille tritt also dann auf den Plan, wenn es darum geht, etwas gegen bessere Erkenntnis zu tun. Die Tat ist das zwangsläufige Resultat meiner Überlegungen, und meine

Überlegungen sind abhängig von dem Stand meines Wissens und meinen Erkenntnissen.

Es lohnt sich die Mühe, diese Feststellungen an anderen Beispielen des täglichen Lebens zu prüfen. Jeder kann sich selbst genug Beispiele entwerfen und suchen, ob er nicht doch einen Fall findet, wo die Verhältnisse anders liegen, wo die Tat ein reiner Willensakt ist ohne vorausgegangene Überlegungen, sozusagen eine sinnlose Tat, die jemand losgelöst von jeder Überlegung nur vollführt, weil er sie eben *will.* Es ist sicher, daß eine solche Handlung nicht zu finden sein wird; entweder ist sie ein Resultat von Überlegungen oder von Instinkten, Trieben und Gefühlen. Aber für eine Handlung als Resultat des reinen Willens ist kein Platz.

Vielleicht *will* jemand aus dem Fenster springen. Aber wenn er das will, muß er zu diesem Entschluß gekommen sein, weil er dies etwa als den einzigen Weg erkannt hat, um seinen Verfolgern zu entgehen. Wenn er nun nicht hinausspringt, obwohl er dies als beste Lösung erkannt hat, wird er seinen Willen einsetzen müssen, um – unverständlicherweise – den Weg der schlechteren Lösung zu wählen, nämlich nicht zu springen. Oder wenn er im letzten Augenblick nicht springt, weil die Angst vor einer Verletzung größer ist, so ist es wiederum nicht der Wille, der die Tat entscheidet, sondern Angst oder eine neue Überlegung. Es ist auch nicht angängig, diese Überlegungen zu Willensakten zu erklären, nur um die Macht des Willens zu beweisen. Dann wäre ja Denken und Wollen ein und dasselbe und es wäre nicht einzusehen, weshalb dann überhaupt Denken und Wollen unterschieden wird.

Nehmen wir ein drittes Beispiel. Ein Mensch erfährt, daß er heimlich seit Monaten Gift in seine Speisen bekommt. Benötigt er, nachdem er dies erfahren hat, den Willen, um diese Speisen nicht weiterhin zu essen? Doch sicher nicht. Aber um die Speisen trotzdem weiter zu essen, obwohl er die Folgen kennt, brauchte er sicher große Willensanstrengung.

Wir können aus allen diesen Beispielen ableiten, daß der Wille keine so überragende Bedeutung hat, wie ihm üblicherweise zuerkannt wird, sondern daß er immer dann auftritt, wenn der Mensch etwas tut, was gegen seine Erkenntnisse, gegen seine Gefühle, gegen seinen Instinkt geht. Um etwas zu tun, was ich als richtig erkannt habe, brauche ich keinen Willen.

Abgewöhnen des Rauchens ist keine Willenssache

Nun sind natürlich wieder Einwände möglich, daß z. B. ein Zigarettenraucher durchaus eingesehen haben könnte, daß er durch das Rauchen seine Gesundheit schädigt, und es doch nicht läßt. Dieses Beispiel scheint im ersten Augenblick tatsächlich gegen die Behauptung zu sprechen, daß die Erkenntnis, was richtig ist, genüge, um das Richtige auch zu tun. Beim Rauchen liegen aber insofern besondere Verhältnisse vor, als hier die Probleme der Sucht eine Rolle spielen. Beim Süchtigen genügt die Einsicht in die Schädlichkeit des Genußmittels nicht, um danach zu handeln. Außerdem ist das Handeln von dem *Grad der Erkenntnis* abhängig, der wiederum vom Umfang des Wissens bestimmt wird. Bei der Besprechung der verschiedenen Erkenntnisstufen (siehe Seite 331) wird auf die Fragen des Rauchens noch ausführlicher eingegangen. Aber soviel kann hier schon gesagt werden, daß der Entschluß, das Rauchen aufzugeben, immer dem Erkenntnisbereich und nie dem Willen entspringt. Um aber diesen Entschluß in die Tat umzusetzen, muß der Raucher gegen das suchtbedingte starke Verlangen, trotzdem zu rauchen, mit dem Willen ankämpfen. Dies ist wiederum eine Bestätigung unserer obigen Feststellung, daß der Wille immer dann in Aktion treten muß, wenn es darum geht, gegen Gefühle anzukämpfen. Der Sonderfall beim Genußmittel liegt nur darin, daß die *Gefühle* keine natürlichen sind, sondern als Symptom der Sucht übermächtig und unnatürlich.

Wissen und Gewissen mächtiger als der Wille

Aus der bisherigen Erörterung des *Willens als Krankheitsursache,* wäre der Schluß naheliegend, daß es am günstigsten wäre, wenn die Anwendung des Willens im Leben des Menschen überhaupt unterbliebe. Aber selbst wenn wir vorhätten, auf der Welt ideale Verhältnisse zu schaffen, wäre diese Forderung, den Willen auszuschalten, utopisch. Wie wir sahen, haben wir mit dem Willen die Möglichkeit, Gefühlsregungen zu lenken. Wenn die Menschen allen Gefühlen und Regungen nachgeben würden, würde keinesfalls ein paradiesischer Zustand, sondern ein Chaos entstehen. Es ist aber noch sehr fraglich, ob es die Folge eines Willensaktes ist, wenn der Mensch nicht jeder sexuellen Regung nachgibt, wenn er den Vorteil einer Lüge nicht ausnutzt oder wenn er sich durch Diebstahl keine materiellen Vorteile verschafft. Sicher wäre es eine zu einfache Erklärung, die Unterlassung der Sünden erfolge nur deshalb, weil der Mensch sie nicht *wolle.* Wenn es so einfach wäre, dem Willen alle guten Taten zuzuschieben, dann wäre die Annahme eines Gewissens, einer moralischen Instanz, eines Wissens um Gut und Böse überflüssig.

Diese Andeutungen sollen lediglich darauf hinweisen, daß die landläufige Vorstellung von der Allgewalt des Willens eine Illusion ist. Das, was häufig dem Willen zugeschoben wird, läßt sich in eine Vielzahl anderer Vorgänge auf dem geistigen Gebiet auflösen.

Wenn ich morgens beim Erwachen noch keine Lust zum Aufstehen hätte, könnte ich einfach liegenbleiben, weil es angenehmer ist. Hier gebrauche ich den Willen, um etwas zu tun, was gegen mein Gefühl geht: Ich stehe auf. Aber vielleicht ist der Entschluß aufzustehen, obwohl das Fleisch schwach ist, doch kein Willensakt, sondern das Resultat der Überlegung, daß die Arbeit nicht versäumt werden darf. Läge aber ein Fieberkranker im Widerstreit seiner Gefühle, ob er im Bett bleiben soll oder zum Dienst gehen, so würde wahrscheinlich die Entscheidung, zum Dienst zu gehen, den Krankheitsverlauf erschweren. Dies wäre wieder ein Fall, in dem der Einsatz des Willens gesundheitlichen Schaden bringen könnte.

Man kann nicht alles, was man will

Auch im täglichen Leben führt die Überbewertung des Willens zu einem falschen Weltbild, das oft schon in frühester Kindheit erzeugt wird. Die Erziehung dieser Kinder steht dann unter dem Motto: *Man kann alles, was man will.* Hoffentlich hat der Leser erkannt, daß es kaum einen falscheren und gefährlicheren Spruch gibt als diesen. Erwachsene, die nach diesem Grundsatz zu leben versuchen, werden früher oder später in einer spannungsbedingten Krankheit landen, wenn sie nicht, durch ständige Mißerfolge frühzeitig sehend geworden, hinter das Falsche dieses irreführenden Spruches gekommen sind. Man kann nicht alles, was man will. Aber man kann alles vollbringen, was die Schöpfungsgesetze erlauben. Es lohnt sich, sie kennenzulernen und ihnen gemäß zu leben. Dann wird der Mensch den Sinn des Lebens in höchstem Maße erfüllen.

Welche Stellung auch dem *Willen* in den verschiedenen philosophischen Systemen zuerkannt ist, auf dem medizinischen Gebiet kommt ihm nur eine negative Rolle zu, sein Einsatz auf Grund einer Fehlvorstellung *erzeugt Krankheit und verhindert Heilung*. Gäbe es keinen Willen, gäbe es keine spannungsbedingten Krankheiten. Würde der überforderte Mensch die Müdigkeit als Symptom erkennen, das ihm die Grenzen seiner Leistungsfähigkeit andeutet, und würde er nicht mit dem Willen dagegen angehen, käme es nicht zur Krankheit.

Krankheit durch Überforderung

Hier kommt ein neuer Einwand: Es sei doch im Leben gar nicht möglich, jede Überforderung und Überlastung zu vermeiden oder ihr aus dem Wege zu gehen. Selbstverständlich erfordern die Umstände häufig eine Beanspruchung des Menschen, die seine augenblicklichen Kräfte übersteigen. Deshalb wird es auch unvermeidlich sein, daß Krankheiten entstehen. Es liegt ja in dem Sinn der Krankheit, daß sie darauf hinweist, daß in der Zeit vor dem Auftreten der Krankheit etwas in der Lebensführung falsch war. Es soll aber mit dem Hinweis, daß Überforderung Krankheit bringen kann, nicht gesagt sein, daß jede Belastung auf dieser Welt vermeidbar oder gar zu verdammen sei, sondern es soll lediglich auf die Überforderung als mögliche Krankheitsursache hingewiesen werden. Ob und wie sie vermeidbar ist, steht auf einem anderen Blatt.

Viel Arbeit ist noch keine Überforderung

Um mögliche Mißverständnisse zu vermeiden, erscheint es nötig, den etwas dehnbaren Begriff der Überforderung näher zu betrachten. Es gibt Menschen, für die sehr viel Arbeit keinerlei Überforderung bedeutet, und andere, für die schon kleinere Aufgaben ein unübersteigbarer Berg sind. Menschen, die an Minderwertigkeitskomplexen leiden, können sich bei bestimmten Aufgaben überfordert fühlen, die sie nach ihren Fähigkeiten leicht bewältigen könnten. Trotzdem werden in diesem Fall Krankheitserscheinungen wie bei Überforderung auftreten. Daraus geht hervor, daß es für die Entstehung von Krankheiten nicht ausschlaggebend ist, ob der Mensch überfordert *ist*, sondern ob er sich überfordert *fühlt.* Im übrigen gibt es sowieso keinen objektiven Maßstab für Überforderung. Entsteht Überforderungsgefühl durch Minderwertigkeitskomplexe, ist eine Heilung nur durch Lebensberatung möglich, bei der die Ursachen des Selbstwertverlustes aufzusuchen sind und dem Kranken ein realeres Weltbild zu vermitteln ist.

Man verwechsle auch nicht übermäßige und intensive Arbeit eines Menschen, der begeistert und in Erfüllung seines Berufes wirkt, mit Überforderung. Wenn er auch noch so übermenschliche Leistungen vollbringen mag, er wird nie unter der vielen Arbeit leiden, sondern er wird im Gegenteil an ihr wachsen und stärker werden. Wir sehen also, daß es zur Überforderung gehört, daß der Mensch darunter *leidet.* Wenn die Arbeit zur Last wird und nur noch unter Aufbietung des Willens durchgestanden wird, kann sie nicht mehr mit Freude getan werden. Welcher Mensch würde auf die Dauer dabei nicht krank werden?

Wir sehen also, daß schwere Arbeit und viel Arbeit keineswegs zur Last werden muß, sondern für viele eine Erfüllung des Lebens bedeutet. *Und ist es schön gewesen, so ist es Mühe und Arbeit gewesen.* Aus solcher Mühe entsteht keine Krankheit, sie benötigt auch keinen Willen. Durch Arbeit ist noch niemand krank geworden; aber die nicht bewältigte Arbeit kann leicht zur Last werden.

Gesundheitswille ist kein Wille, sondern ein Wunsch

Zu der irrigen Vorstellung, daß der Mensch imstande sei, mit dem Willen zur Gesundung beizutragen, ja daß ohne Willen eine Gesundung nicht möglich sei, trägt viel der Ausdruck *Gesundungswille* bei. Ich *will* doch gesund werden, ist ein Ausspruch, den man täglich von Kranken hören kann. Daß der irrige Wunsch und das drängende Verlangen, wieder gesund zu werden und von den lästigen Unannehmlichkeiten des Krankseins befreit zu sein, nichts mit dem Willen zu tun hat, wird wohl jeder begreifen. Am deutlichsten zeigt sich das Fehlerhafte der Auffassung, Gesundheit sei durch Willensakte zu erringen, wenn man die Sache umkehrt: Wenn man gesund werden könnte, dadurch daß man es wollte, wären logischerweise die Kranken diejenigen Menschen, die nicht gesund werden *wollten.* Denn wenn sie nur genügend intensiv wollten, wären sie ja gesund. Der Gesundungswille ist also kein *Wille,* sondern ein in jedem Menschen liegender Drang, ein natürliches Verlangen.

Gibt es Kranke, die nicht gesund werden „wollen"?

Unter den Kranken, die über diese Zusammenhänge aufgeklärt wurden und die angeben, begriffen zu haben, daß Gesundheit keine Willensangelegenheit ist, finden sich aber viele, die darauf erwidern: *Aber es gibt doch viele Kranke, die gar nicht gesund werden wollen.* Auch diese Vorstellung gehört zu den größten Irrtümern; es zeigt sich daran, wie festgewurzelt im Volk falsche Vorstellungen sitzen. Mit dem Verstand hat der Kranke begriffen, daß Krankheit mit dem Willen nicht beeinflußt werden kann; aber da er täglich von klein auf das Gegenteil hört, kann er sich gefühlsmäßig von der eingefleischten Vorstellung nicht lösen. Er nimmt daher gerne die Unlogik auf sich, einerseits anzunehmen, daß es Kranke gibt, die nicht gesund werden *wollen*, und andererseits begriffen zu haben, daß gesund werden gar nicht *gewollt* werden kann.

In Parallele zum medizinischen Gebiet findet man aber auch im täglichen Sprachgebrauch das Wort Wille oft unpassend angewandt. Es wird z. B. vom guten Willen eines Menschen gesprochen, gemeint ist damit eher ein wohlwollendes Entgegenkommen. Überhaupt werden unsere Wünsche häufig statt mit *wir wünschen* oder *wir möchten gerne* mit *wir wollen* ausgedrückt, wobei natürlich nicht gemeint ist, daß der Wunsch eine Willenssache sei. Aber im täglichen Leben sind diese Ungenauigkeiten völlig belanglos und haben sich so eingebürgert. Niemand wird daran etwas auszusetzen finden, und das mit Recht. Ganz anders ist dies aber auf dem Sektor des Gesund- und Krankseins, wo die Vorstellung, daß mit dem Willen Krankheit günstig beeinflußt werden könnte, für den Kranken verheerende Folgen haben kann. Die Zahl der unglücklichen Kranken, die dadurch in der Unheilbarkeit gehalten werden, ist unübersehbar.

Funktionsstörungen als Spiegel des persönlichen Lebens

Alles, was man nicht erklären kann, ist „seelisch"

Von allen falschen Vorstellungen, die sich um den Willen in Beziehung zur Krankheit ranken, hat die *Verwechslung von Wille und Seele* die weitreichendsten und nachteiligsten Folgen. Wir haben jetzt genügend Kenntnisse erarbeitet, um zu erkennen, daß zwischen den einzelnen Fehlvorstellungen enge Beziehungen bestehen. Aus der falschen Erklärung *Sie sind organisch gesund* zieht der Kranke den Schluß, daß seine Beschwerden nur in der *Einbildung* bestehen; und Einbildung ist für ihn gleichbedeutend mit *seelisch.* Aus denselben Überlegungen heraus ist für den Kranken die Äußerung *Sie sind körperlich ganz gesund* dasselbe wie *seelisch.* Ebenso bedeutet für ihn *nicht organisch krank seelisch. Es sind die Nerven* bedeutet *seelisch, alles nur nervös* ist *seelisch. Sie müssen sich mehr zusammennehmen* ist *seelisch. Ihnen fehlt der Gesundungswille* ist *seelisch. Es liegt nur am Willen* ist *seelisch.*

Soll es da Wunder nehmen, wenn der Kranke alles, was nach seiner Vorstellung im seelischen Bereich endet, verabscheut und sich lieber einer Vielzahl unnötiger Operationen unterzieht, als sich als seelisch krank abstempeln zu lassen! Da für ihn die Seele hauptsächlich aus Wille besteht, bedeutet das Eingeständnis, daß er seelisch krank wäre, dasselbe wie *schwacher Wille.* Er fühlt sich damit den anderen Menschen gegenüber als Willensschwächling gebrandmarkt, der sich schämen muß, daß er nicht durch Zusammennehmen seine Krankheit überwindet. Auf jeden Fall aber empfindet er das Zugeständnis, seelisch krank zu sein, als beschämend. Einen Herzinfarkt oder Lungenkrebs durch Rauchen bekommen zu haben, gibt jeder mit Stolz zu und brüstet sich sogar damit; auch eine Leberzirrhose durch regelmäßigen Alkoholgenuß wird mit Bewunderung und Anerkennung bei den Mitmenschen aufgenommen. Diese Krankheiten sind ja *organisch,* sie sind erlaubt, sie sind sanktioniert, es sind *anständige* Krankheiten, deren man sich nicht zu schämen braucht.

Gestern sagte eine Patientin nach der Aufnahme im Krankenhaus vor der Untersuchung: *Herr Doktor, ich habe furchtbare Angst, daß Sie keine organische Krankheit finden; ich wage dann nicht mehr, nach Hause zu kommen; mein*

Mann und alle Verwandten warten schon, triumphieren zu können: ‚Siehst Du, wir haben es ja schon immer gesagt, daß Dir nichts fehlt, daß alles nur hysterisch ist.' Herr Doktor, wenn Sie nichts Organisches finden, bin ich in der ganzen Verwandtschaft blamiert, und meine Ehe wird unerträglich.

Hysterie ist ein Schimpfwort geworden, keine Krankheitsbezeichnung mehr

Solche und ähnliche Äußerungen erlebe ich häufig in der ärztlichen Beratung. Wir ersehen daraus, daß in der Bezeichnung Hysterie eine Steigerung des abwertenden Begriffs *seelisch* liegt. Hystera ist die griechische Bezeichnung für Gebärmutter. Hysterie heißt also wörtlich *Gebärmutterei* und sollte ursprünglich Reflexstörungen im Körper bezeichnen, die mit den Geschlechtsorganen und deren Funktion im Zusammenhang standen. Allmählich hat sich die Bedeutung dieses Wortes so gewandelt, daß es heute auf keinen Fall mehr als Krankheitsbezeichnung benutzt werden kann; es ist zu einem strafwürdigen Schimpfwort geworden. Wer eine Frau ein hysterisches Weibsbild nennt, kann damit rechnen, daß diese mit Erfolg eine Beleidigungsklage anstrengt; wenn sie aber eine elende Magenkranke geschimpft wird, wird eine Beleidigungsklage keinen Erfolg haben. Jeder wird einsehen, daß angesichts dieses Bedeutungswandels vom klassischen Krankheitsbegriff zum abwertenden Schimpfwort die Benutzung des Wortes Hysterie unmöglich geworden ist. Dazu kommt, daß jeder Kranke, der mit der Diagnose Hysterie bedacht wird, wissen muß, daß derjenige, der diesen Ausdruck gebraucht, sich oft nicht darüber im klaren ist, was für eine Krankheit in Wirklichkeit vorliegt. Hinter der Diagnose Hysterie steht meist dasselbe: Die Krankheit des Betreffenden ist nicht erkannt.

Wie der Kranke die Neurose sieht

Das Wort *Neurose* ist gerade dabei, einen ähnlichen Bedeutungswandel durchzumachen. Ursprünglich sollte *Neurose* ausdrücken, daß eine Erkrankung vorliegt, deren Entstehung nur aus der Lebensgeschichte des Menschen und seiner weltanschaulichen Grundhaltung heraus verstanden werden kann. Aber heute ist dieser Begriff bereits so abgewertet, daß es unklug ist, ihn noch zu benutzen. Ein Kranker, dem man sagt, er habe eine Neurose, fühlt sich beleidigt. Er empfindet es als schockierend, daß es ihm offen ins Gesicht gesagt wird, daß er gar nicht krank sei. Denn so mißversteht er das Wort. Das Wort Neurose löst genau dieselbe Reaktionskette aus wie *seelisch bedingt:* Da Seele und Wille verwechselt werden, ist in seiner Auffassung alles nur *seelisch, nicht organisch, eingebildet, mangelnder Wille.* Am Ende der Kette steht immer dasselbe: Der Kranke fühlt sich unverstanden, von den anderen abgewertet, isoliert; gerade die Hilfe, die er im Kranksein erwartet, bekommt er nicht; er steht einer ihm feindlichen Welt gegenüber, und je mehr er gegen diese Welt und seine Krankheit, die er zu hassen beginnt, angeht, um so schlimmer wird es. Auch dieses Sich-im-Kreise-Drehen und Keinen-Ausweg-Finden empfindet der Kranke als *Unheilbarkeit.*

Wenn man diese Kranken fragt, ob die Beschwerden denn so schlimm und unerträglich wären, hört man oft die Antwort, daß die eigentlichen Krankheitserscheinungen nicht so schlimm seien; das Schlimmste liege darin, daß die anderen die Beschwerden nicht glaubten und immer meinten, er könnte sofort gesund sein, wenn er es wolle und gegen die Krankheit angehe. Deshalb wäre es für den Kranken eine Erlösung, wenn er endlich eine *richtige* Krankheit hätte, d. h. eine, die mit den physikalischen und chemischen Methoden der üblichen Diagnostik nachweisbar ist. Er sehnt sich nach dem Wort *organisch* und wäre dankbar, wenn er in den erstrebenswerten Kreis der *Organischen* aufgenommen wäre, um von dem Fluch des Nichtkrankseins befreit zu werden, der allem, was auch nur entfernt mit *Seele* oder *Geist* zu tun hat, anhaftet. So etwa sieht es in der Vorstellung jedes Kranken aus, dem gesagt wird, es seien die Nerven, es sei eine Neurose, es sei nicht organisch, es sei *nur* nervös usw. Kann man es ihm übelnehmen, daß diese Bezeichnungen von ihm als abwertend empfunden werden und er keine Lust hat, von jedem dieselbe Minderwertigkeit bescheinigt zu bekommen? Es wird dadurch nicht nur das Vertrauen zum Arzt zerstört, der Kranke fühlt sich auch in gleichem Maße von allen anderen Menschen verraten.

„Nur" ein Krebs?

Auf die Mißverständnisse, die aus der Verwechslung von *seelisch* und *seelisch bedingt* entstehen, ist bereits hingewiesen. Einen ebenso großen Schaden richtet das kleine Wörtchen *nur* in der Diagnose *es sei nur seelisch, es ist nur nervös* an. Der Kranke sieht in dem *nur* eine

Steigerung der Abwertung. Wenn er vielleicht eine Erklärung, seine Krankheit sei seelisch bedingt, noch hinnehmen würde, da er ja selbst fühlt, daß seelische Belastungen eine Rolle spielen, faßt er das Wort *nur* als eine Bagatellisierung auf. Wenn etwas *nur seelisch bedingt* ist, ist es eben in den Augen des Kranken eine Krankheit, die nichts Wesentliches bedeutet; man braucht sie nicht ernst zu nehmen. Für den Kranken bedeutet dies, daß man auch seine Beschwerden nicht ernst nimmt und damit auch ihn selbst nicht. Die grundsätzliche minderwertige Einschätzung alles dessen, was im Krankheitsbericht mit *Seele* zu tun hat, wird dem Kranken damit deutlich gemacht. Noch nie wurde einem Kranken gesagt *es ist nur organisch;* mechanische Formveränderungen haben Gewicht. Funktionelle Störungen sind ein Nichts, vor allem wenn die Seele beteiligt ist, die ja chemisch und physikalisch nicht erfaßbar ist.

Man muß sich Gedanken machen, wie es zu dieser unheilvollen Zweiteilung in der Bewertung der verschiedenen Krankheitszustände kommen konnte. Dies ist sicher nur historisch zu verstehen.

Der Mensch als Geist-Seele-Leib-Einheit

In allen Kulturregionen lehrt man, daß der Mensch aus Leib, Seele und Geist bestehe. Da schon aus dieser Formulierung der mißverständliche Schluß gezogen werden kann, als seien diese drei Teile voneinander trennbar und als ob das eine das andere beeinflussen könnte, sagen wir besser: Der Mensch ist eine Geist-Seele-Leib-Einheit. Damit erübrigen sich die falschen Fragestellungen von selbst, ob der Körper den Geist oder der Geist den Körper forme. In einer Einheit kann nicht ein Teil die Auswirkung des anderen sein, sonst ist sie keine Einheit. Würden wir aber annehmen, daß der Mensch wie eine Maschine aus den drei Teilen Geist, Leib und Seele zuammengesetzt ist, dann allerdings würden sich auch zwangsläufig die irrigen Vorstellungen ergeben, daß kausal oder gar mechanisch verknüpfte Abhängigkeiten der einzelnen Teile voneinander bestünden.

Über das Wesen von Geist und Seele ist in der Philosophie viel geschrieben und über die Unterschiede ebenso viel diskutiert worden. Von Klages wurde z. B. vom Geist als dem Widersacher der Seele gesprochen; von anderen wird die getrennte Existenz von Geist und Seele geleugnet. Das Wort *Seele* zeigt das Geschehen von der

Seite des Erlebenden her, während das Wort *Geist* mehr das Objektive vertritt. Im Denken hat beispielsweise der Mensch Anteil an der geistigen Welt. Ein Musikstück ist eine geistige Schöpfung und als solches ein Stück der geistigen Welt. Wie weit das Gemüt des Hörers von diesem Stück einer höheren Welt gefangengenommen wird, ist u. a. davon abhängig, wie weit das Spiel des vortragenden Künstlers seelenvoll ist, indem er Herz und Gemüt, Wärme und Leidenschaft daransetzt. Vereinfacht könnte man sagen, daß die Seele des Menschen der zu einem Sonderwesen gewordene Geist ist, oder daß sich der umfassende Geist in der Seele des Menschen offenbart.

Im Jahr 867 wurde auf dem 8. ökumenischen Konzil in Konstantinopel dekretiert, daß der Mensch nur als Zweiheit von Leib und Seele zu denken sei. Diese Abschaffung des Geistes blieb aber nicht auf die katholische Kirche beschränkt, sie wurde auch von der modernen Wissenschaft übernommen und hat bis auf den heutigen Tag einschneidende Auswirkungen im Gefolge gehabt.

Die moderne medizinische Wissenschaft ist „geistlos“

In der materialistischen Naturwissenschaft, die unter dem Einfluß ihrer Hauptvertreter Physik und Chemie steht, geht die Tendenz sogar dahin, auch die Seele abzuschaffen. Man erkennt dies an der unheilvollen Entwicklung der medizinischen Wissenschaft unserer Tage. In der Mitte des 19. Jahrhunderts war sie noch eine Geisteswissenschaft. Erst mit der Spaltung in Geisteswissenschaften und Naturwissenschaften infolge der fast explosiven Entwicklung der Chemie und Physik hörte die medizinische Wissenschaft auf, eine Geisteswissenschaft zu sein. Sie schlug sich in das Lager der Naturwissenschaften und behandelte den Menschen wie ein nur den Gesetzen der Physik und Chemie unterstehendes Wesen.

Dadurch entstand die Auffassung: Was nicht physikalisch erklärbar und faßbar ist, was nicht mit Apparaten zu messen und zu wägen ist, ist *wissenschaftlich* nicht erwiesen. Dabei wird stillschweigend *wissenschaftlich* mit *naturwissenschaftlich* gleichgesetzt. Viele der Vertreter dieser *exakten* medizinischen Wissenschaft anerkennen von den Vorgängen am gesunden und kranken Menschen wirklich nur diejenigen als wissenschaftlich erwiesen, die chemischen und physikalischen Gesetzen und Nachweisen unterliegen; ja sie geht soweit, daß sie die Einbeziehung eines geistigen Prinzips in die medizinische Forschung als unwissenschaftlich ablehnen und brandmarken. Seelische Vorgänge sind mit naturwissenschaftlichen Methoden nicht erfaßbar; daher sind sie für den naturwissenschaftlich orientierten Mediziner etwas *Unexaktes*, Irrationales. Die Einbeziehung seelisch-geistiger Bereiche in die medizinische Wissenschaft bedeutet in der Sicht der *exakten* Naturwissenschaft eine Entheiligung der Wissenschaft; sie ist nach ihrer Auffassung gleichbedeutend mit Unwissenschaft.

Diese Gedankengänge wären durchaus richtig, wenn die stillschweigende Voraussetzung stimmen würde, daß der Mensch tatsächlich ein reines Objekt der naturwissenschaftlichen Forschung wäre. Als Geist-Seele-Leib-Wesen untersteht er aber genauso – wenn nicht noch mehr – geisteswissenschaftlichen Aspekten. Man ist daher durchaus berechtigt, den Tatbestand genau umgekehrt zu sehen: Es ist unwissenschaftlich, den geisteswissenschaftlichen Anteil in der medizinischen Forschung mit der Begründung außer acht zu lassen, daß dadurch die Problemstellungen so kompliziert würden, daß sie mit physikalischen oder chemischen Methoden nicht mehr überschaubar seien. Es widerspricht den Regeln der Wissenschaft, unliebsame Faktoren in den Versuchsanordnungen auszuklammern. Zumindest geben so vereinfachte Verfahren keine Berechtigung, Schlußfolgerungen auf die tatsächlichen Verhältnisse des komplizierten Phänomens Mensch als Geist-Seele-Leib-Einheit zu ziehen, wie es bestimmte Kreise in Anwendung der Medizin als reine Naturwissenschaft heute tun.

Von Virchow soll der bekannte Ausspruch stammen, er habe Tausende von Leichen seziert und sei dabei nie einer Seele begegnet. Diese Denkweise reicht mit ihren Auswirkungen noch nachhaltig in die heutige Zeit hinein und bestimmt mehr oder weniger die Ausrichtung des Denkens in der heutigen medizinischen Wissenschaft. Daran ändert nichts, daß das materialistische Zeitalter überwunden sei. Auf dem medizinischen Sektor ist der Höhepunkt des materialistischen Denkens noch nicht erreicht, geschweige denn überschritten.

Der Kranke ist nur noch Objekt der Physik und Chemie

Erst das Wissen von dieser historischen Entwicklung trägt zum Verständnis bei, weshalb alles, was am Krankheitsgeschehen des Menschen nicht mit naturwissenschaftlichen, d. h. physikalischen und chemischen Methoden nachweisbar ist, als *unwissenschaftlich* ausgeklammert bzw. als unwirklich in das Reich des Nichtfaßbaren verwiesen wird. Der Natur*wissenschaftler* hat dem geistig-seelischen Bereich gegenüber das Gefühl des Unheimlichen; daher verweisen viele Mediziner alle Zusammenhänge zwischen Geistig-Seelischem und Körperlichem ins Mystische. Dabei ist aber festzustellen, daß dies groteskerweise nur für die medizinische Wissenschaft gilt, während die Vertreter der reinen Naturwissenschaft, die Physiker, sich des fließenden Übergangs zur *Meta*physik bewußt sind.

Es gilt für die medizinische Wissenschaft zu erkennen, daß die reine naturwissenschaftliche Betrachtungsweise eines einheitlichen Wesens von Leib-Seele-Geist eine unwirkliche Fiktion und ein Widerspruch in sich selbst ist. Zum Teil mag an dieser Fiktion deshalb immer noch so festgehalten werden, weil der Begriff *Natur* nicht exakt definiert ist.

Die Naturwissenschaft ist keine Wissenschaft der „Natur“ mehr

Versteht man unter *Natur* das ursprünglich Gegebene, so liegt auch etwas Göttlich-Geheimnisvolles und Letztes eingeschlossen, hinter das zurückzugreifen nicht möglich ist. Einen ganz anderen Sinn bekommt aber der Begriff *Natur*, wenn wir ihn als Gegenteil von Kultur verstehen. Oft wird der Begriff *Natur* als Gegensatz zum Geist gebraucht und manchmal als Gegensatz zum Übernatürlichen. Schon diese verschiedenen Betrachtungsweisen zeigen, daß das, was man unter Naturwissenschaft versteht, mit diesen Vorstellungen über die Natur nicht das geringste zu tun hat. Eine unpassendere Bezeichnung kann man sich kaum denken; man braucht sich daher auch nicht zu wundern, wenn über die Aufgaben und Grenzen der Naturwissenschaft die widersprechendsten Ansichten bestehen und die Diskussionen darüber nicht zu Ende kommen.

Nur wenn man unter Natur allein die unbelebte Welt verstünde, wäre die Erforschung der Eigenschaften dieses Teils mit Methoden der Physik und Chemie nicht zu beanstanden. Wenn aber der Mensch als Teil der Natur zum Forschungsobjekt wird, ist die Vernachlässigung des geistig-seelischen Bereichs nicht zu rechtfertigen. Da dieser Bereich aber nicht in das Programm des rein naturwissenschaftlichen Denkens in der Medizin paßt, ist es nicht zu verwundern, daß allen Begriffen, die mit diesem Bereich zu tun haben, der Beigeschmack des Nichternstzunehmenden anhaftet. Für den Kranken, der als lebendiges beseeltes Wesen sich mit dem Leben auseinandersetzen muß, ist dieser Bereich von zentraler Bedeutung. Da er dies spürt, reagiert er auf dessen Mißachtung mit verständlicher Ablehnung.

Wir haben nun genügend Gründe aufgezeigt, die erklären, weshalb die Ausdrücke *nur nervös, nicht organisch, nur seelisch, es sind die Nerven, es handelt sich um eine Neurose* usw. für den Kranken keinerlei Hilfe bedeuten. Wer diese Zusammenhänge erkannt hat, wird als selbstverständliche Schlußfolgerung daraus ableiten, daß alle diese mißverständlichen Ausdrücke im Umgang mit Kranken absolut vermieden werden müssen. Im Sprachschatz des Arztes dem Kranken gegenüber dürfen nur klare und unmißverständliche Bezeichnungen benutzt werden.

Lebensbedingte Funktionsstörungen

Nach den bisherigen Darstellungen kann man dem Kranken eine Funktionsstörung, die mit seinen Lebensumständen zusammenhängt, etwa folgendermaßen erklären: „Alles, was ein Mensch erlebt, wird sich auch an ihm auswirken; sonst wäre er kein lebendiges reagierendes Wesen. Denn die Beantwortung der Reize ist ein Urphänomen alles Lebendigen, dem nichts Geheimnisvolles innewohnt, es sei denn das Geheimnis alles Lebendigen überhaupt. Daß sich eine Spannung, die sich aus zwischenmenschlichen Beziehungen ergibt, auch an dem Menschen, der diese Spannung erlebt, äußert, ist schon allein nach dem gesunden Menschenverstand etwas Selbstverständliches und benötigt keine wissenschaftliche Spezialerklärung. Es wäre sogar unverständlich, wenn es nicht so wäre. Da der Mensch aber eine Leib-Geist-Seele-Einheit ist, werden sich seine Erlebnisse an dieser Ganzheit äußern müssen. Im körperlichen Bereich besteht aber keine andere Äußerungsmöglichkeit als an Organen, da der menschliche Körper sich aus Organen zusammensetzt. Hierbei ist auf die oben schon ausführlich beschriebene Unterteilung der sich an den Organen abspielenden Krankheiten in

Funktionsstörungen und Formveränderungen hinzuweisen.

Die Ursachen aller Krankheiten liegen immer in den Lebensumständen des Menschen; sie lassen sich nur erkennen und verstehen, wenn man die Vergangenheit des Betreffenden kennt. Dabei mögen sich nun Fehler in der Erziehung, milieubedingte Umstände, fehlgeleitete Vorstellungen über Gott, Ehe, die Menschen überhaupt, geschlechtliche Probleme, Ernährungsfehler, Gifteinwirkungen, mangelnder Schlaf und vieles andere als ursächliche Faktoren ergeben."

Eine solche oder ähnliche einfache Erklärung kann von jedem Kranken verstanden werden. Was er noch nicht begreift, wird ihn zu Fragen veranlassen, die ihm dann noch näher beantwortet werden. Wiederum sind dabei alle mißverständlichen und abwertenden Begriffe zu vermeiden; dadurch wird die Krankheit ihres geheimnisvollen und unheimlichen Charakters beraubt. Der Kranke erkennt, daß alles mit normalen Dingen zugeht. Sitzt er aber schon voll Mißtrauen durch frühere Fehlerklärungen, so wird er durch Fragen und Bemerkungen rasch zu erkennen geben, welcher Stachel in seinem Herzen sitzt, ob es nun der frühere falsche Appell an den Willen oder das Nichternstgenommensein oder Mißverständnisse durch das vorausgegangene *Nur-nervös* sein mögen.

Besonders nachdrücklich muß den meisten Kranken auseinandergesetzt werden, daß sie ab sofort den Willen ausschalten müssen, da er der Heilung hindernd im Wege steht. An diesem Punkt machen sich besonders starke Schwierigkeiten bemerkbar, die gründliches Eingehen auf die im Laufe der Krankheit gesetzten falschen Vorstellungen über die Rolle des Willens erfordern. „Aber bisher hat mir jeder gesagt, ich könne es nur mit dem Willen schaffen" sind die Worte, mit denen der Kranke sich rechtfertigt und die so einzementiert sitzen, daß es viel Mühe kostet, dem Kranken das Fehlerhafte dieser Vorstellungen begreiflich zu machen. Dies ist aber eine unumgängliche Voraussetzung zur Heilung, da falsche Vorstellungen automatisch falsche Handlungsweisen zur Folge haben.

Wenn wir bisher in der Hauptsache darauf hingewiesen haben, daß eine Beeinflussung der aus einer Stress-Situation hervorgehenden Erkrankungen – der lebensbedingten Krankheiten – auf keinen Fall durch den Willen möglich ist, so darf aus dieser negativen Feststellung nicht geschlossen werden, daß überhaupt keine Einflußnahme möglich ist. Eine solche ist durchaus möglich, aber nicht durch den Willen, sondern durch die Erarbeitung neuer Erkenntnisse. Einzig und allein neue Erkenntnisse schaffen die Voraussetzung, daß der Kranke mit den belastenden Lebensproblemen fertig wird. Neue Erkenntnisse setzen aber Wissen voraus. Dieses zu vermitteln, sollte Aufgabe des Arztes – und dieses Buches – sein.

Gegenwart = Bewußtes; Vergangenheit = Unbewußtes

Wir haben zur Genüge darauf hingewiesen, daß die Voraussetzung für jede erfolgreiche Heilbehandlung das Wissen um die Krankheitsursachen ist. Die Schlüssel für das Verständnis der Krankheit sind in dem zu suchen, was der Kranke getan hat und was sich ereignet hat, ehe er krank wurde. Das heißt mit anderen Worten, daß *die Ursachen immer* in dem Leben des einzelnen Menschen und zwar *in seiner Vergangenheit* liegen. Durch die Vergangenheit ist der Mensch so geformt worden, daß er so ist, wie er in der Gegenwart ist, und daß er so handelt und denkt, wie er im Augenblick handelt und denkt.

Die Art, wie er die Dinge der Welt betrachtet, seine Weltbetrachtung, seine Welt*anschauung*, ist das Produkt all dessen, was ihn in der Vergangenheit geformt hat. Dabei soll unter Weltanschauung nicht eine bestimmte philosophische Lehre verstanden werden, sondern eben die Art und Weise, wie der Mensch die Welt *anschaut*, betrachtet. Jede Sekunde seines vergangenen Lebens seit seiner Geburt, sogar schon vorher, hat dazu beigetragen, daß er so geworden ist, wie er gegenwärtig ist.

Nur der kurze Augenblick der Gegenwart ist im Bewußtsein des Menschen; die Millionen Augenblicke der Vergangenheit, die einst für Momente Gegenwart waren, sind zwar durch das Bewußtsein hindurchgegangen, haben aber keinen *Platz*, alle zugleich im Bewußtsein zur Verfügung zu sein. Die Vergangenheit ist eingegangen in den unbewußten Bereich unseres Seelenlebens. Man kann daher in dieser Beziehung *Gegenwart mit Bewußtsein* und *Vergangenheit mit Unbewußtem* gleichsetzen. Das Vergangene, das Unbewußte, kann durch die Erinnerung ins Bewußtsein und damit in die Gegenwart heraufgeholt werden. Es versteht sich, daß von den zahllosen täglichen Erlebnissen und Wissensaneignungen nicht alle in ihrer Bedeutung für die Formung der Person gleichrangig sind. Unzählige banale Erlebnisse des täglichen Lebens können für die Formung des Menschen ganz unwesentlich sein, während anderen grundsätzliche und richtunggebende Bedeutung zukommt.

Besondere Ereignisse ragen aus den unwesentlichen Momenten des Lebens schon dadurch heraus, daß sie in besonderem Maße im Gedächtnis bleiben und durch die Erinnerung beliebig oft bewußt gemacht werden können.

Wenn wir aber einen Menschen fragen, was daran schuld war, daß er sich in bestimmten Lebenslagen gerade so und nicht anders verhielt, weshalb er z.B. unter Minderwertigkeitskomplexen leidet oder weshalb er keinen oder einen unpassenden Lebenspartner gefunden hat oder weshalb er nicht den Mut aufbringt, eine Ehe, die er als endgültig zerbrochen erkannt hat, aufzulösen, so begegnen wir meist demselben Tatbestsand: Der Kranke kennt die Gründe nicht. Sie sind ihm nicht bewußt; sie liegen im Unbewußten. Wenn er die Gründe genau kennen würde, könnte er Stellung dazu nehmen und etwas dagegen unternehmen. Er nimmt aber an, daß er eben so sei und deshalb auch nicht anders reagieren könne. Wenn er aber nicht von Anbeginn an so war, wie er jetzt ist, sondern wenn er so geworden ist, wie ihn das bisherige Leben geformt hat, warum soll nicht die Möglichkeit bestehen, daß er in Zukunft anders geformt wird? Auch dafür sind wieder neue Erkenntnisse die Voraussetzung.

Die Voraussetzung für die Behandlung lebensbedingter Krankheiten

Als erstes muß der Kranke lernen, daß Lebensverhältnisse, die er als Last empfindet, und Lebensschwierigkeiten, denen er sich auf die Dauer nicht gewachsen fühlt, Krankheiten erzeugen können. Um dies begreifen zu können, ist es notwendig, von der Existenz des vegetativen Nervensystems als Vermittler zwischen der Außenwelt und den inneren Vorgängen im Organismus zu wissen. Über diese Vermittlerrolle wurde im Vorherigen ausreichend gesprochen.

Zweitens muß der Kranke wissen, daß diese lebensbedingten Krankheiten echte Krankheiten sind, die sich grundsätzlich in nichts von anders bedingten Krankheiten zu unterscheiden brauchen. Sie äußern sich im ersten Stadium als Funktionsstörungen der Organe – wie bei jeder Krankheit. Kommt es nicht zur Ausheilung, so können sich bei diesen Krankheiten genauso Formveränderungen entwickeln (fälschlich als *organische* Krankheit bezeichnet) wie z. B. bei ernährungsbedingten Krankheiten. Der grundsätzliche Unterschied besteht also lediglich in der Ursache. Auch diese Tatsachen sind genügend erörtert.

Drittens muß der Kranke, bei dem eine Heilung erstrebt wird, zur Erkenntnis geführt werden, daß seine Krankheit mit seiner Vergangenheit im Zusammenhang steht, daß etwas in seiner Lebenshaltung, was er für richtig hält, falsch ist oder falsch war. Ist die Erkenntnis allgemeiner Art so weit gediehen, so zeigt sich aber sogleich, daß sie zur Heilung nicht ausreicht. Aber nun ist der Weg frei, die besonderen Ursachen bei den einzelnen Kranken aufzusuchen.

So einfach dies erscheint, so schwierig ist es in Wirklichkeit. Das besondere Hindernis liegt eben darin, daß der Kranke selbst die Ursachen nicht weiß. Denn wenn er sie kennen würde und als Krankheitsursache erkannt hätte, hätte er ja schon längst die Möglichkeit gehabt, die nötigen Gegenmaßnahmen zu treffen.

Die Macht des Unbewußten

Es ist nun die Frage, welche Möglichkeiten bestehen, herauszufinden, welche Punkte in der Vergangenheit des Menschen von Bedeutung sind, obwohl sie ihm nicht bewußt sind. Das

Problem deckt sich mit der Frage: Wie kann Unbewußtes bewußt gemacht werden, und wie kann aus der Fülle des Unbewußten gerade das bewußt gemacht werden, das für den Betreffenden und seine Haltung von Bedeutung ist?

Die Lösung geht von der Tatsache aus, daß das Unbewußte aus der Vergangenheit stammt, ja mit ihr identisch ist. Ohne Durchleuchtung der Vergangenheit wird es daher unmöglich sein, die Zusammenhänge zu finden, und, was noch wichtiger ist, sie dem Kranken klarzumachen. Denn es ist oft der Fall, daß dem Arzt auf Grund seiner Erfahrung die Ursachen sehr schnell klar sind, daß er damit aber noch keine Möglichkeit hat, auch dem Kranken zu beweisen, daß Zusammenhänge zwischen bestimmten Verhaltensweisen und der Krankheit bestehen. Das Wissen des Arztes wird ohne jeden Erfolg bleiben, wenn es ihm nicht gelingt, dieses Wissen dem Kranken in einem solchen Maße und auf eine solche Weise zu vermitteln, daß der Kranke selbst diese Zusammenhänge auch zu erkennen und anzuerkennen vermag. Zwar bedeutet diese Erkenntnisvermittlung noch nicht die Heilung, wie man früher eine Zeitlang annahm, sie ist aber unabdingbare Voraussetzung dafür.

Bekanntlich war *Freud* der erste, der darauf aufmerksam machte, daß auch seelische Bereiche in der Krankenbehandlung zu berücksichtigen seien. Die daraufhin sich entwickelnden Methoden, die Seele zu durchforschen, wurden als Psychoanalyse bezeichnet. Und da beobachtet wurde, daß die Erforschung der Zusammenhänge zwischen innerseelischen Vorgängen und Krankheitssymptomen oft zur Heilung der Krankheit führte, war es verständlich, daß irrtümlich angenommen wurde, die Analyse, d. h. die seelische Durchforschung, reiche zur Heilung aus. Sie ist aber, wie gesagt, nur die Voraussetzung zur Heilung; häufig genügt aber das Bewußtmachen dem Kranken bisher verborgener Zusammenhänge, um den Weg zur Selbstheilung freizumachen. So kam es, daß eine Therapie anfangs als *Analyse* bezeichnet wurde. Erst später nannte man dieses Behandlungsverfahren Psychotherapie, die natürlich die *Analyse* voraussetzt bzw. mit einschließt.

Wir haben aber weiter oben schon begründet, weshalb auch der Ausdruck Psychotherapie Anlaß zu Mißverständnissen gibt und besser durch *Lebensberatung* oder etwas Ähnliches ersetzt wird. Für alle Krankheiten, die nur aus der Vergangenheit des Menschen verständlich sind, ist der Begriff *seelisch bedingt* viel zu eng, und deshalb ist auch der Begriff der Psychotherapie (= Seelenbehandlung) nicht umfassend genug.

Er paßt nur für einen bestimmten Teil von Erkrankungen bzw. Behandlungen. Eine Behandlung, die die ganze Persönlichkeit umfaßt, ist daher besser mit *Lebensberatung* gekennzeichnet.

Ich erlebe es immer wieder, daß Patienten eine psychotherapeutische Behandlung strikt ablehnen, wenn sie ihnen unter dieser Bezeichnung als notwendig angeraten wird. Findet aber bei diesen Patienten eine *Lebensberatung* statt, so stößt diese auf wenig Widerstand, wenn sie auch praktisch nichts anderes darstellt als eine Psychotherapie. Diese aus Vorurteilen entspringende Abneigung mancher Patienten gegen eine unter der Bezeichnung Psychotherapie stattfindende Behandlung hat mehrere Gründe. Auf die Befürchtung des Kranken, dadurch vor den Mitmenschen als nicht richtig krank und als *nur nervös* abgestempelt zu werden, wurde schon zur Genüge hingewiesen. Es mögen aber auch unbewußte Überbleibsel aus der historischen Entwicklung eine Rolle spielen. Im Mittelalter galten die Geisteskranken als vom Teufel besessen, sie wurden wie Aussätzige behandelt und zu Schimpf und Schande als abschreckendes Beispiel in Käfigen auf öffentlichen Plätzen ausgestellt. Eine krankhafte Störung im geistig-seelischen Bereich wurde, der damaligen Vorstellung der Kirche entsprechend, eindeutig und offen moralisch abgewertet. Zum Teil mag die heutige Scheu, eine *seelisch* bedingte Krankheit zu haben, noch ein Rest dieser mittelalterlichen Einstellung sein.

Die Verdienste Freuds

Da aber Freud als erster zugleich auch den Mut hatte, das Sexualleben in den Kreis seiner Betrachtungen einzubeziehen, und er dabei feststellte, daß sich bei Kranken häufig auch Fehlhaltungen auf diesem Gebiete finden, kam es anfangs in weiten Kreisen zu der schiefen Vorstellung, daß Psychoanalyse nichts anderes sei als ein *Wühlen im Sexuellen.* Da vor Freud Erörterungen über sexuelle Probleme in der medizinischen Wissenschaft genauso wenig denkbar waren wie in der Gesellschaft, ist es verständlich, daß die Durchbrechung dieses Tabus durch Freud auf weite Kreise schockierend wirkte, ein Umstand, der in der heutigen *aufgeklärten* Zeit kaum mehr verständlich erscheint.

Wenn man heute immer noch hört, Freud sei abzulehnen und überholt, da er das ganze Leben nur einseitig vom Sexuellen her gesehen habe, so stecken auch in dieser Auffassung erhebliche

Irrtümer. Freud hat nicht behauptet, daß alle seelischen Probleme ihren tiefsten Grund im Sexuellen hätten, sondern er wies auf bis dahin unbekannte Zusammenhänge zwischen Persönlichkeitsentwicklung und Sexuellem hin. Er brachte Beweise, daß Verdrängungen auf sexuellem Gebiet imstande sind, Krankheiten hervorzurufen.

Es ist ein großes Verdienst Freuds, daß er die Bedeutung des Trieblebens erkannt und seine Einbeziehung in die medizinische Betrachtungsweise fertiggebracht hat. Aber jeder Forscher, der etwas Neues entdeckt, steckt in der Gefahr, daß er von den anderen als monoman angesehen wird. Um dem Neuen zum Durchbruch zu verhelfen, ist der Entdecker in der Zwangslage, diesen Punkt von allen Seiten zu beleuchten, ihn in den Vordergrund zu stellen und solange in einseitig erscheinender Weise zu wiederholen, bis er genügend Beachtung gefunden hat. Daß dabei der falsche Eindruck entstehen kann, als sehe der Entdecker in eingeengtem Gesichtsfeld nur sein Problem und messe ihm übertriebene Bedeutung zu, ist verständlich. Der Fehler liegt aber nicht bei dem Entdecker, sondern bei den Kritikern; sie übersehen oft, daß es unberechtigt ist, jemand, der über Ameisen schreibt, den Vorwurf zu machen, daß er die Elefanten nicht genügend berücksichtigt habe.

Immerhin mag die einstige Auffassung, auch wenn sie nicht zu Recht bestand, Psychotherapie habe immer etwas mit Sexuellem zu tun, dazu beigetragen haben, die Scheu des Kranken vor allem, was mit Psyche = Seele zu tun hat, zu verstärken.

Natürlich hat heute das Sexuelle innerhalb der Psychotherapie seinen angemessenen Platz. Der Mensch ist auch ein Geschlechtswesen, aber er ist es nicht ausschließlich. Mangelhafte Entwicklung der Persönlichkeit kommt weniger aus dem Sexuellen, als daß sie sich auch in einer Störung des Trieblebens *äußert.* Die sexuelle Verdrängung ist also meist nicht die Ursache, sondern bereits Symptom einer sich nicht frei entfaltenden Persönlichkeit.

Fehlhaltungen werden in der Jugend gesetzt

Da die meisten seelischen Fehlhaltungen sich in der Kindheit entwickeln, hat der Erwachsene den Eindruck, daß die Art seines Verhaltens angeboren, er will damit sagen, unabänderlich sei. Die Eindrücke und Formungen, denen ein Kind ausgesetzt ist, sitzen umso fester, je früher im Kindesalter sie gesetzt werden. Vergleicht man die Seele des Kindes mit dem unbeschriebenen Blatt eines Buches, so hat das am meisten Geltung, was zuerst eingetragen wird. Je älter das Kind wird, um so mehr Blätter sind beschrieben. Wenn später alle Kapitel fertiggeschrieben sind, ist eine Änderung schwerer, als wenn von vornherein alles richtig eingetragen wäre.

Dieser Tatbestand läßt sich besonders deutlich auf dem Gebiet der sexuellen Erziehung nachweisen. Es erweist sich im späteren Leben als besonders schwierig, die ersten Eindrücke auf diesem Gebiet, die zu besonderen Vorstellungen geführt haben, durch andere zu ersetzen. Sind die ersten Eindrücke die einer *unanständigen Sache*, wird es schwer sein, dem Erwachsenen klarzumachen, daß das Sexuelle an sich nichts Unanständiges an sich habe. Es ist aber auch das Gebiet, an dem das Kind mit besonderer Deutlichkeit erlebt, wie wenig Vertrauen es zum Erwachsenen und zum Schöpfer haben darf. Die Erwachsenen machen ihm durch ihr unehrliches Verhalten deutlich, daß Gott die Welt falsch gemacht hat. Er hat den Menschen mit so unanständigen Körperteilen ausgestattet, daß das Kind gelehrt wird, es müsse sich ihrer schämen.

Verhalten der Eltern entscheidend

Dadurch, daß die Erwachsenen peinlich über alles schweigen, was mit Sexuellem zu tun hat, fühlt das Kind sehr rasch, daß hier etwas nicht stimmt und die Eltern ihm Dinge verheimlichen, was das Vertrauen zu den Eltern als einer unfehlbaren Instanz bald zu erschüttern vermag. Vertrauen kann nicht einseitig sein. Die Eltern verlangen zwar, daß die Kinder zu ihnen bis ins letzte Vertrauen haben, sie selbst bringen den Kindern aber nicht das Vertrauen entgegen, ihnen in Wahrheit zu offenbaren, wie rein und vollendet Gott die Welt geschaffen hat.

Solange die Erwachsenen die unbewußte Vorstellung in sich tragen, daß Sexuelles etwas Negatives, Böses oder zu Unanständigem Anlaß Gebendes sei, werden sie automatisch ihre Kinder vor diesem Bösen so lange wie möglich zu bewahren versuchen. Aber selbst wenn ihr Irrtum sich als wahr erwiese, wenn tatsächlich das Sexuelle etwas Gefährliches wäre, wäre ihr Verhalten nicht sinnvoll. Denn Gefahren begegnet man nicht durch Vogel-Strauß-Politik, sondern indem man sich frühzeitig über sie orientiert und sich wappnet, um ihnen mit geeigneten Maßnahmen zu begegnen. Die nicht erkannten Gefahren sind die schlimmsten.

Erwachsene, die behaupten, sie sähen im Sexuellen nichts Unanständiges, aber trotzdem nicht frei mit ihren Kindern über alle Fragen sprechen können, beweisen, daß ihre Reden nicht ehrlich sind und sie sich in Wirklichkeit nicht von ihren Hemmungen befreit haben, die *ihre* Eltern seinerzeit in der Jugend gesetzt haben. Ein Erwachsener aber, der selbst noch nicht frei ist und von den Werken der Schöpfung eine schlechte Meinung hat, kann kein geeigneter Erzieher von Kindern sein; er ist nicht fähig, ihnen Ehrfurcht vor der Schöpfung zu vermitteln. Man ist hier an das Goethe-Wort erinnert: Man könnte erzogene Kinder gebären, wenn man erzogene Eltern hätte.

Es ist so viel über sexuelle Aufklärung geschrieben worden, daß dieses Thema hier nicht abgehandelt werden soll. Worauf es in unserem Zusammenhang ankommt, ist etwas ganz anderes.

Es soll deutlich werden, wie an der Einstellung der Erwachsenen in der Aufklärungsfrage den Kindern gegenüber die religiöse Grundhaltung so deutlich wird wie kaum an einem anderen Problem. Insofern könnte es so aussehen, als ob man Freud mit seiner Betonung des Sexuellen recht geben müßte. Er stieß aber auf dessen bedeutsame Rolle von einer anderen Betrachtungsweise her. Wenn wir den Problemen näher nachgehen, zeigt sich nämlich, daß dem Sexuellen gar keine so zentrale Bedeutung zukommt, wie es oft scheinen mag, daß aber die Einstellung des Menschen zu sexuellen Fragen ein untrüglicher Gradmesser für seine Persönlichkeitsentwicklung und ein Prüfstein für seine religiöse Grundhaltung ist. Dies ist gleichermaßen an demjenigen erkennbar, der die ehrfürchtige Achtung vor dem erhabenen Schöpfungswerk vermissen läßt, wie an demjenigen, der infolge seiner einbetonierten Hemmungen die Existenz eines Trieblebens zu einer Anklage an Gott werden läßt. Nirgends liegt das Reine und Unreine, das Anständige und Unanständige so nahe beieinander wie auf dem sexuellen Gebiet. Hier gilt auch das Alles- oder Nichts-Gesetz: es gibt im körperlichen sexuellen Vollzug keine eingeschränkte Hingabe – entweder ganz oder gar nicht.

Ereignisse sind Prüfsteine der Reife

Es gibt keine sexuellen Probleme an sich. Soweit sie vorhanden sind, werden die abwegigen Vorstellungen künstlich von Menschen erzeugt, meist von den Erziehern. Noch weniger gibt es körperliche sexuelle Probleme; diese entpuppen sich alle bei näherer Analyse als geistige Probleme. Man findet dann immer abnorme Vorstellungen, die aber nie in dem Menschen von selbst entstanden sind, sondern die durch fehlerhafte Verhaltensweisen anderer Menschen erzeugt sind. Es sind nicht etwa unglückliche Umstände, die den Menschen in eine falsche Bahn bringen, wie es überhaupt nicht die Ereignisse sind, die den Menschen krank machen, sondern an den Ereignissen zeigt es sich, ob der betreffende Mensch *reif* ist, um das Ereignis ohne Schaden zu bestehen. Das Ereignis ist also nie Ursache im strengen Sinne, sondern immer nur ein Prüfstein oder Maßstab, ob der Mensch in der Zeit vor dem Ereignis genug Waffen geschmiedet hatte, um ihm begegnen zu können. Die eigentliche Ursache dafür, daß ein Mensch durch ein Ereignis krank werden kann, liegt also – ganz allgemein ausgedrückt – darin, daß seine religiöse bzw. weltanschauliche Haltung nicht ausreichte, um diesem Ereignis gewachsen zu sein. Auch hier sind also die Ursachen wiederum in der Vergangenheit zu suchen, und zwar im geistigen Bereich.

Die sexuelle Aufklärung

Bekommt ein Mensch z. B. durch ein sexuelles Erlebnis einen seelischen Schock, so ist dies keinesfalls ein Beweis für das Gefährliche des Sexuellen an sich, sondern es ist lediglich ein Hinweis darauf, daß dieser Betreffende infolge seines bisherigen ungenügenden Wissens unfähig war, mit diesem Erlebnis fertigzuwerden, und daß der Partner ebenfalls nicht *sauber* und richtig gelenkt war; sonst wäre kein abartiger Trieb vorhanden, an einem ungeeigneten Partner Handlungen zu versuchen, die dem widersprechen, was nur liebender Hingabe entspringen sollte.

Daß aber Partner zusammentreffen können, die nicht in Ordnung sind, setzt eben voraus, daß sie von klein auf keine solche Führung genossen haben, die sie vor Fehlhandlungen und deren Folgen, nämlich krankhaften Reaktionen, schützt. In dieser Beziehung ist aber die viel geübte Schweigetaktik genauso gefährlich wie eine rein biologische *Aufklärung* über die körperlichen Vorgänge. Geht aber die Erziehung des Kindes davon aus, daß der Schöpfer nichts falsch machen kann, dann wird auf allen Gebieten – und nicht nur auf dem sexuellen – der Erwachsene dem Kind die Gesetze der Schöpfung zu vermitteln haben, gemäß dem Ausspruch des Kirchenvaters Augustinus: *Die Menschen sollen sich nicht schämen, das auszusprechen, was zu erschaffen sich Gott nicht geschämt hat.*

Wenn nach diesem Grundsatz erzogen wird, dann ist eine sexuelle *Aufklärung* im strengen Sinne nicht nötig, denn das Kind erfährt auf allen Gebieten, wie die Dinge der Welt wirklich sind. Hinter jedem Versuch, die Dinge besser und schlauer machen zu wollen als die Natur, steckt der unbewußte Vorwurf gegen die Schöpfungsgesetze, daß sie fehlerhaft sind und der Korrektur durch den klügeren Menschen bedürfen.

Ein so *erzogenes* Kind ist dann spätestens bis zum vierten Lebensjahr *völlig aufgeklärt;* es weiß dann bis zu diesem Lebensalter alles in einer Weise und Ausführlichkeit, wie sie dem geistigen Fassungsvermögen seines Lebensalters entspricht. Bis dahin hat es im allgemeinen keine auch noch so verrückte Erziehung fertiggebracht, dem unbefangenen Kind die Zweiteilung der Erwachsenenwelt in anständige und unanständige Dinge bewußt zu machen. Ehe also das unbeschriebene Blatt mit dem Stempel des Unanständigen versehen ist, muß in dem Kind für das ganze Leben unauslöschlich die Überzeugung festsitzen, daß Gott alles richtig, vollendet, sauber und rein gemacht hat, indem er den Menschen so geschaffen hat, wie er es getan hat; dann brauchen sich die Eltern, deren verschiedene Körpergestalt den Kindern von klein an als selbstverständlich und richtig erscheint, vor den Kindern nicht zu verstecken und diese später, wenn sie älter sind, nicht vor den Eltern.

Dann kommt auch nicht der enttäuschende Augenblick für die Kinder, in dem sie von den anderen auf der Straße erfahren müssen, daß ihre Eltern *unanständige* Sachen miteinander treiben, die sie verheimlichen. Dann entsteht auch keine Trennwand zwischen Kindern und Eltern, indem die Kinder das Empfinden haben, daß in der Erwachsenenwelt Dinge vor sich gehen, die *nichts für Kinder* sind. Deshalb ist es auch töricht, bei bestimmten Gesprächen Kinder auszuschließen. Warum sollen Kinder nicht Dinge anhören, die sie nicht verstehen? Dabei kann ja nichts passieren. Und wenn sie sie verstehen, kann ebensowenig passieren.

Es ist auch ein Irrtum, anzunehmen, daß Kinder nicht sehr frühzeitig *peinliche* Dinge fragen.

Wie oft höre ich, daß Mütter sagen, sie wären bereit, ihrem Kinde die Wahrheit zu sagen, falls es fragen würde. Und dann stellt sich heraus, daß dieses Kind schon 10 Jahre alt ist! Die Mutter lebt also in dem weltfremden Wahn, dieses Kind würde noch fragen! Es weiß schon längst, daß es ein Gebiet gibt, auf dem die Eltern taub sind. Das Wissenswerte ist diesem Kind schon längst auf der Straße in einer Weise beigebracht worden, daß die Unbefangenheit dem Geschlechtlichen gegenüber für das ganze Leben nicht mehr herstellbar ist. Wer genug Erwachsene mit Neurosen beraten hat, weiß, wie einzementiert die Vorstellungen der Kindheit sind. Man könnte sich die Tatsache, daß diese frühkindlichen Erlebnisse so festsitzen und unbewußt die geistige Haltung des Menschen das ganze Leben über bestimmen, vielleicht so erklären, daß diese Eindrücke das Kind zu einer Zeit treffen, wo es alles ohne kritische Stellungnahme in sich aufnimmt. Erlebnisse mit 15 Jahren werden bereits verarbeitet und in das angefangene, wenn auch noch unfertige Weltbild eingeordnet. In diesem Alter treffen also die Erlebnisse bereits auf ein *beschriebenes Blatt* und werden nicht ohne Modifizierung übernommen.

Entsprechend gelten natürlich dieselben Regeln auch für das Kind, das richtig erzogen ist. Mit keiner Methode ist diesem Menschen später die Fehlhaltung beizubringen, daß er Angst vor sexuellen Problemen haben müsse. Der erste Eindruck ist im Richtigen wie im Falschen ausschlaggebend und entscheidet über das unbewußte Verhalten des Menschen im späteren Leben.

Es gilt also, dem Kind das Vollendete und Reine der Schöpfung durch völlige Unbefangenheit so frühzeitig zu vermitteln, daß die anderen Erwachsenen und andere falsch gelenkte Kinder, die mit dem Kind in Berührung kommen, mit ihrer vergifteten Zweiteilung der Welt zu spät kommen. Leider hat die Erfahrung gezeigt, daß man nach dem vierten Lebensjahr bereits zu spät kommt; d. h. der schlechte Einfluß gutmeinender Erwachsener hat dann dem Kind die Unbefangenheit schon zerstört und ihm den Eindruck der Heuchelei der Großen vermittelt.

Dies sind die Gründe, weshalb ein üblich erzogenes Kind jenseits des vierten Lebensjahres kaum mehr die Eltern danach fragt, woher die Kinder kommen. Vielleicht hat die Mutter früher einmal mit einer unverständlichen oder ausweichenden Antwort reagiert, oder das Kind hat durch verschiedene Beobachtungen festgestellt, daß die Erwachsenen sich bei bestimmten Fragen merkwürdig verhalten. Und wenn das Kind älter ist, bezieht es sein Wissen von allen anderen, nur nicht von denen, die eigentlich das volle Vertrauen genießen müßten, den Eltern. Sind es nicht die größten Torheiten, auf dem heikelsten – und heiligsten – Gebiet es dem Zufall zu überlassen, welche Weiche für das spätere Leben gestellt wird, und sich zugleich die Chance entgehen zu lassen, das vollste Vertrauen des Kindes zu gewinnen? Das Verhältnis Kind–Eltern wird mehr, als die meisten ahnen, davon bestimmt, ob das Kind die Eltern als die oberste Vertrauensinstanz empfindet oder ob es das Gefühl hat, daß es nur mit ausgewählten Kapiteln zu seinen Eltern kommen darf. Kein Gebiet ist für diese grundsätzliche Frage so entscheidend wie das sexuelle. Später wundern sich manche Eltern, daß die Kinder mit Herzensangelegenheiten und sonstigen sie tiefer bewegenden Fragen nicht zu ihnen kommen, sondern sie entweder ganz verbergen oder mit Fremden besprechen.

Ein kleines Kind unter 4 Jahren fragt nach allem, was ihm begegnet. Es kann nicht verstehen, daß es Dinge geben soll, bei denen die Erwachsenen Hemmungen haben. Es kann auch noch nicht wissen, daß ein Erwachsener, der Hemmungen hat, ein Mensch ist, der falsche Vorstellungen mit sich herumträgt. Der Psychologe weiß, daß solche Menschen ungeeignet sind, Kindern Vorbilder zu sein und brauchbare Leitlinien fürs Leben zu vermitteln. Da es aber nur wenige Erwachsene gibt, die auf sexuellem Gebiet unbefangen, frei und ungehemmt (nicht zu verwechseln mit hemmungslos) sind, sind eben auch nur wenige geeignete Erzieher. Diese Umstände sorgen dafür, daß wenig Aussicht besteht, daß einmal eine Generation heranwächst, der die Last der heuchlerischen und von vielen gut gemeinten Prüderie – von Generation zu Generation weitergegeben – erspart bleibt.

Daran ändert grundsätzlich auch die moderne *Sex-Welle* nichts, die eine überschießende Reaktion auf die ungesunde Prüderie der vorausgegangenen Zeit ist. Auch sie ist keine gesunde Erscheinung, da sie nach der anderen Seite in ebenso einseitiger und übertriebener Weise die körperlichen Vorgänge profaniert, wobei das Sexuelle zu sehr nach biologischen Gesichtspunkten auf Kosten der psychologischen erörtert wird, ganz zu schweigen von dem großen Geschäft, das damit gemacht wird.

Eltern, die den *Mut* haben, so vor ihre Kinder zu treten, wie sie die Natur geschaffen hat, werden schon im frühesten Kindesalter eine Flut von Fragen heraufbeschwören, die aber nach kurzer Zeit verstummen, wenn sie unbefangen und wahrheitsgetreu, dem Verständnis des Kindes entsprechend, beantwortet wurden. Ein Kind mit 4 Jahren hat dann kaum noch Fragen, es weiß *alles.* Es ist vertrauensvoll aufgenommen in den Kreis der Erwachsenen, die kein schmutziges Geheimnis verbergen, dessen sie sich schämen müssen.

Natürlich entstehen bei einem so erzogenen Kind dadurch Schwierigkeiten, daß es mit anderen Kindern und Erwachsenen in Berührung kommt, die gegenteilig erzogen sind und auf Grund ihrer engen Weltanschauung die Unbefangenheit mit Schamlosigkeit verwechseln. Dies müssen die Eltern richtig gelenkter Kinder wissen und im voraus ihre Kinder darüber belehren, daß andere Kinder von ihren Eltern in diesen Dingen meist nicht die Wahrheit erfahren und ihnen daher ein falsches Verhalten anerziehen.

Es ist zwar schwer, den Kindern auf die Frage, weshalb fast alles Eltern so einen *Unfug* begehen, eine plausible Antwort zu geben. Man kann ihnen aber als Begründung angeben, die Eltern würden ihren Kindern dies falsch erzählen, da deren Eltern es auch so falsch gemacht hätten und es sei schwer, von Fehlern, die man in der Jugend gelernt habe, wegzukommen. Da diese Erklärung der Wahrheit sehr nahe kommt, wird sie von den Kindern meist angenommen, besonders wenn man ihnen zusätzlich erklärt, daß sie stolz darauf sein dürfen, daß sie Eltern haben, die sie nicht belügen und die selbst stolz darauf sind, daß sie ihren Kindern die wunderbaren Werke Gottes erklären dürfen. Dann verbindet das Kind mit bestimmten Körperorganen und ihren Funktionen immer die Vorstellung einer richtigen und sauberen Angelegenheit, die keinen Anlaß geben kann zu krankhaften Verdrängungen.

Es wird sehr schwer, wenn nicht unmöglich sein, Erwachsenen, die in der Kindheit ein solches Weltbild vermittelt bekamen, begreiflich zu machen, daß Sexuelles problematisch sei. Sie werden auch schwer begreifen können, warum die anderen das Sexuelle nie frei von der Gefahr des Unreinen sehen können, wie umgekehrt die gegenteilig Erzogenen später in der Unbefangenheit anderer dem Sexuellen gegenüber ein Zeichen der Verderbtheit und Unmoral sehen.

Hemmung ist ansteckender als Ungehemmtheit

So sind zwei Welten geschaffen, die einander nicht mehr verstehen können; jede hält die andere für *schlecht*. Es gehört keine psychologische Schulung dazu, um zu begreifen, daß Spannungen entstehen werden, wenn Vertreter dieser verschiedenen Welten in engere Beziehung kommen. Treffen die Anschauungen eines

Freien und eines Gehemmten zusammen, so müßte man erwarten, daß es eher dem Freien gelingen müsse, den anderen aus seinen Hemmungen zu befreien. Leider tritt meist das Umgekehrte ein, daß der Gehemmte soviel Hemmungen um sich aufbaut, daß der Freie an dieser Mauer scheitert. Man ist dabei an das Sprichwort erinnert: Schlechte Beispiele verderben gute Sitten. Diese betrübliche Feststellung, daß auch hier das Negative mehr Kraft hat als das Positive, mag eine weitere Erklärung dafür abgeben, weshalb trotz aller Erkenntnisse in der Psychologie die Masse auf diesem Gebiet an veralteten Vorstellungen festhält.

Wie Hemmungen entstehen

Es fällt manchem schwer zu verstehen, daß in der Kindheit gewonnene Eindrücke, die in den unbewußten Bereich der menschlichen Seele eingehen, im späteren Leben nachhaltige Wirkungen entfalten können, die dem betreffenden Menschen im Erwachsenenalter nicht bewußt sind.

Nehmen wir an, wir stellen mit einem Kind ein Experiment an: Alle für die Erziehung eines bestimmten Kindes verantwortlichen Erwachsenen kommen überein, dem Kind zu erklären, daß es sich an allen Blumen, die in dem großen Garten seiner Eltern wachsen, freuen dürfe, daß es sie anfassen, daran riechen und sie auch pflükken dürfe. Nur die Rose mache eine Ausnahme, sie sei keine gewöhnliche Blume, sondern gefährlich; sie werde deshalb auch extra eingezäunt; es gehöre sich nicht, sie zu betrachten; wenn man sie berühre, werde man krank, und sie abzupflücken sei eine Sünde, für die man später schwere Strafe erleiden müsse.

Obwohl dem Kind keine genauere Erklärung gegeben wird, warum die Rose nicht wie die anderen Blumen behandelt werden darf, wird das Kind eine Zeitlang die Rose scheu meiden; sie wird in der Seele des Kindes eine Sonderstellung beziehen. Da aber jedes Verbot die Neugier weckt, wird früher oder später das Kind der Versuchung nicht widerstehen, das Verbotene doch einmal zu tun. Ein Gefühl der Schuld wird die Folge sein, und insgeheim wird mit schlechtem Gewissen die angedrohte Strafe erwartet.

Wenn dann eines Tages bei freiwilliger oder erzwungener Beendigung des Experimentes das Kind erfährt, daß die Angaben der Erwachsenen über die Rose nicht der Wahrheit entsprachen, wird das Kind trotzdem seine Befangenheit der Rose gegenüber nicht ohne weiteres über Bord werfen können. Das Begreifen mit dem Verstand allein genügt nicht, um die in langer Zeit entstandene Einstellung zur Rose aufzugeben. Auch wenn das Experiment der Erzieher in dem Bewußtsein des Kindes keinen besonderen Eindruck gemacht hat, hat sich doch eine unbewußte Einstellung der Rose gegenüber gebildet, die sich im ganzen späteren Leben in dem *(unbewußten)* Verhalten zur Rose äußern wird. Solange diesem Menschen, wenn er erwachsen ist, nicht bewußt ist, daß seine Abneigung gegen Rosen durch das merkwürdige Experiment seiner Erzieher entstanden ist, wird er sie als angeboren oder in seinem Charakter liegend ansehen: *Er mag eben Rosen nicht.* Solange seine Auffassung von Rosen für den Ablauf seines Lebens ohne Bedeutung ist, ist es auch unnötig, daß er über die Entstehungsart Bescheid weiß. Falls aber seine Haltung Rosen gegenüber für sein Leben wichtig ist, wäre das Wissen über die Ursachen die Voraussetzung dafür, eine andere Einstellung zu gewinnen. Wie aber erfährt er überhaupt, daß seine Haltung Rosen gegenüber eine Fehlhaltung darstellt und ob sie von Belang ist?

Die unendliche Größe des Unbewußten

Wir haben das Bewußte mit der Gegenwart und das Unbewußte mit der Vergangenheit in Beziehung gesetzt. Daraus wird gleichzeitig erkennbar, daß das Unbewußte etwas unendlich Großes ist gegenüber dem Bewußten, wie die Gegenwart nur etwas Sekundenartiges ist gegenüber dem Übergroßen der Vergangenheit, die sich aus einem langen Leben mit Millionen von Sekunden zusammensetzt. Um das Verhältnis vom Bewußten zum Unbewußten zu verdeutlichen, hat man es nicht an Vergleichen fehlen lassen. Man hat den Vergleich mit dem Meer gewählt, wobei die Oberfläche dem Bewußtsein und die tieferen Schichten dem Unbewußten entsprechen. Dieses Bild eignet sich nicht nur, um deutlich zu machen, daß das Verhältnis von der Oberfläche zu dem übrigen Wasser wie eins zu unendlich ist, sondern es besteht auch eine Parallele darin, daß nicht immer dasselbe Wasser an der Oberfläche ist. Wenn ein Sturm das Meer aufwühlt, kommt Wasser aus den Tiefen an die Oberfläche und umgekehrt. In ähnlicher Weise bringen Gemütsbewegungen Inhalte aus dem Unbewußten an die Oberfläche. Im Sturm der Gemütserregung können in den tiefsten Seelenbereichen verborgene Erlebnisse aufgewühlt werden und in Erinnerung kommen.

Auch das Bild einer Pyramide wurde zum Vergleich gewählt; hier entspricht die Spitze dem Bewußten und die darunter liegenden Schichten dem Unbewußten.

Ich benutze bei der Erklärung gerne das Bild des abrollenden Films. Hier entspricht der Augenblick, in dem das Bild auf der Leinwand zu sehen ist, der Gegenwart; im nächsten Augenblick ist es bereits Vergangenheit, es ist von der Leinwand verschwunden, um dem nächsten Bild Platz zu machen, das seinerseits wieder dem nächsten weichen muß. Die Spule, die noch nicht abgespielt ist, entspricht der noch unbekannten Zukunft; die rasch über die Leinwand gehenden wechselnden Bilder entsprechen der bewußten Gegenwart, und der abgelaufene Film ist die im Unbewußten aufbewahrte Vergangenheit.

Störungen im Unbewußten

Alles Erlebte führt zu gewissen Vorstellungen über das Erlebte. Die Summe aller Vorstellungen ist das Weltbild des einzelnen Menschen. Stehen Teile dieses Weltbildes mit den Schöpfungsgesetzen in Widerspruch, so ist die innere Ordnung gestört.

Zum besseren Verständnis kann man das Unbewußte auch mit einer unendlich großen Bibliothek vergleichen, in der die zahlreichen Bücher so geordnet sind, daß jedes einen festen Platz hat. Durch Kennzeichnung ist jedes Buch leicht zu finden, wenn es benötigt wird. Falsch eingeordnete Bücher erschweren die Benutzung der Bibliothek, und die ordnende Instanz wird keine Ruhe geben, bis möglichst alle Bücher am richtigen Platz stehen.

Sind im Unbewußten des Menschen Teile falsch eingeordnet, so sind ebenfalls Kräfte am Werk, die versuchen, die richtige Ordnung wiederherzustellen. Die in der Jugend erzeugte falsche Vorstellung vom Sexuellen entspricht z. B. einer solchen falschen Einordnung von Büchern in der großen Bibliothek des Unbewußten. Solange diese Bücher nicht gebraucht werden, scheint alles in Ordnung. Ist aber zur Meisterung des Lebens die Benutzung bestimmter Bücher notwendig, so müssen sie entweder aufgefunden werden, was nur durch vorherige Herstellung der richtigen Ordnung möglich ist, oder die Aufgaben können nicht gelöst werden, wenn die Bücher infolge der falschen Einordnung nicht gefunden und nicht benutzt werden können.

Angst als Symptom gestörter innerer Ordnung

Daß Kräfte vorhanden sind, die die Ordnung herzustellen bestrebt sind, läßt sich an mancherlei erkennen. Am häufigsten äußern sie sich als Krankheitserscheinungen. Innere Angst und Unruhe, gestörter Schlaf, Verstimmungszustände von leichter Unlust bis zu schweren Depressionen, seelische Unausgeglichenheit, die oft als *Nervosität* bezeichnet wird, und oft schwer definierbare Unzufriedenheit können Erscheinungsformen sein, die darauf hinweisen, daß das vergangene Leben auf falschen Grundsätzen aufgebaut ist. Nach dem früher über das Vegetativum Gesagte ist es selbstverständlich, daß gleichzeitig jede Art von Störung der Organfunktionen damit verbunden sein kann. Für denjenigen, der die Zusammenhänge kennt, sind diese Symptome geradezu eine Verpflichtung, nach entsprechenden Ursachen in der Vergangenheit zu suchen.

Richtete man an einen Patienten die Frage, in welchen falschen Vorstellungen er die Ursachen seiner Störungen sehe, so würde selbstverständlich immer dieselbe Antwort erfolgen, nämlich die, daß er es nicht wisse. Schon die Fragestellung wäre daher falsch. Denn es wird sich kein

Mensch finden, der ständig fehlerhaft handelt, wenn es ihm von vornherein klar wäre, daß sein Handeln fehlerhaft ist. Meist merkt er erst nachträglich an den Folgen, daß es falsch war. Aber er handelt ja nicht absichtlich und in vollem Wissen falsch. Der Mensch, der *falsch* handelt, hält sein Handeln nicht für falsch, sondern für richtig, sonst würde er nicht so *falsch* handeln. Es geht also darum, das *falsche* Handeln, das als richtig angenommen wird, als falsches zu erkennen. Da aber das falsche Handeln aus entsprechenden unbewußten Vorstellungen entspringt, gilt es diese aufzudecken.

Der Traum als königlicher Weg zum Unbewußten

Die sicherste Methode, um Aufschluß über diese unbewußten falschen Vorstellungen, oder – um im obigen Bild zu sprechen – über die falsch eingeordneten Bücher in der Bibliothek zu erlangen, ist der *Traum.* Freud hat den Traum *den königlichen Weg zum Unbewußten* genannt. In der Tat gibt der Traum Aufschlüsse über die tiefen Bereiche der menschlichen Seele, zu denen auf andere Weise kaum Zugang ist. Die besondere Bedeutung des Traumes liegt aber nicht nur darin, daß er Einblick in die Tiefe gewährt und speziell die Bezirke beleuchtet, die falsch eingeordnet sind, sondern daß mit seiner Hilfe die Möglichkeit besteht, Zusammenhänge klarzumachen, die der Kranke (und Gesunde) sonst nicht erkennen und anerkennen würde. Der Traum ist also der sichere Weg, dem Kranken Unbewußtes bewußt zu machen. Es gelingt, ihm an Hand des Traumes zu zeigen, daß in ihm Kräfte vorhanden sind und wirken, von deren Existenz er nichts wußte und die er bisher nicht wahrhaben wollte. In der Sprache der Psychologie würde das heißen, daß *Verdrängtes*, d. h. aus dem Bewußtsein in unbewußte Seelenschichten Verdrängtes, aus seiner Gefangenschaft befreit wird. Das Verdrängen bedeutet ein *Nicht-wahrhaben-wollen* oder *Nicht-anerkennen* und kann jeden der vielseitigen Lebensbereiche betreffen.

Am bekanntesten ist dieses Verhalten des *Sichblindstellens* auf sexuellem Gebiet als natürliche Folge der allgemein geübten fehlerhaften Erziehung in der Kindheit, wie sie oben beschrieben wurde. Bei vielen Personen, die nicht den Weg zum andersgeschlechtlichen Partner fanden, läßt sich eine unbewußte Ablehnung des Geschlechtlichen überhaupt nachweisen, die nie angeboren, sondern immer durch Fehlerziehung entstanden ist. Die falschen Vorstellungen, die diese Menschen, ohne daß sie sich darüber im klaren sind, ihr ganzes Leben mit sich herumtragen, führen automatisch zu Fehlhaltungen dem anderen Menschen gegenüber, deren Hintergründe den Betreffenden wiederum nicht bewußt sind. Meist halten sie ihre daraus entstehende Kontaktunfähigkeit für eine lobenswerte Eigenschaft, auf die sie stolz sind. Wenn für einen solchen Menschen liebende Zuwendung zu einem anderen zugleich die Notwendigkeit bedeutet, auch das Sexuelle anzuerkennen, das er ja als *notwendiges Übel* ablehnt, dann erscheint es von biologischer Sicht sinnvoll, wenn bei ihm der zündende Funke der Liebe überhaupt nie oder nur verkümmert auftritt. Damit ist er gesichert, nie in eine intimere zwischenmenschliche Beziehung mit allen ihren *Gefahren* zu kommen.

Die Symbolsprache des Traums

Welche besonderen *unbewußten Vorstellungen* es bei dem einzelnen Menschen sind, die seine Unfreiheit anderen Menschen gegenüber bedingen, läßt sich ihm an Hand seiner Träume verständlich machen. Dazu ist notwendig zu wissen, daß der Traum oft in Bildern spricht, deren

Sinn dem Träumenden nicht ohne weiteres klar ist. Bei stark Gehemmten ist der Traum oft sehr behutsam, vornehm, taktvoll und deutet die Probleme anfangs so zart *durch die Blume* an, daß der Träumende nicht imstande ist, die symbolhafte Andeutung zu erkennen. Fangen die Verdrängungen an, sich zu lösen, wie es häufig im Laufe einer Behandlung der Fall ist, wagt es der Traum auch oft, deutlicher zu werden. Versteht der Träumende den Sinn nicht, wird er über den Inhalt des Traumes empört oder erschrocken sein oder ihn als lästig und quälend empfinden. So kann es sein, daß jemand, der im bewußten Leben auf Grund seiner Erziehung dem Sexuellen ablehnend gegenübersteht, im Traum Sexuelles erlebt. Er ist entsetzt darüber, daß ausgerechnet er, der doch mit diesen Fragen nichts zu tun haben will, von solchen Dingen träumt. Anstatt daß er die Mahnung des Traumes versteht, nämlich zu erkennen, daß es den Gesetzen der Schöpfung zuwider läuft, einen Bereich des Lebens als nicht existent zu behandeln, kommt er unter Umständen zu dem Entschluß, diese Dinge in Zukunft noch mehr zu verdrängen, um eine größere *Vollkommenheit* zu erringen. Eine Aufgabe ist aber damit nicht gelöst, daß man sie ignoriert oder ihr aus dem Wege geht.

An einigen Beispielen mag das Grundsätzliche über die Arbeitsweise des Unbewußten im Traum angedeutet werden.

Treten im Traum immer wieder Bedrohungen auf, so heißt dies, daß der Mensch bestimmte Dinge des Lebens als Bedrohung empfindet.

Sitzt der Träumende im falschen Zug, so ist der ganz allgemeine Schluß zulässig, daß der Lebensweg dieses Menschen von seinen tieferen Instanzen auf irgendeinem Sektor als falsch erkannt wird.

Kommt er zu spät zum Zug, ist zu suchen, wodurch er an der Erfüllung nötiger Aufgaben behindert ist.

Irrt er fremd in den Straßen einer unbekannten Stadt umher, wird sich zeigen, daß dieser Mensch sich in seiner Lebenssituation nicht geborgen fühlt, sondern sich wie ein Fremdling auf dieser Welt vorkommt. Er kennt sich in der fremden Situation nicht aus und sieht keinen klaren Weg zu einem Ziel.

Umschleichen dunkle Gestalten das Haus, so entspricht dies einer Lebensauffassung, in der eine scheinbare Sicherheit besteht, solange sich der Mensch in dem eng abgesteckten Rahmen eines schützenden Gebäudes, das er um sich errichtet hat, bewegt; außerhalb seines *Gebäudes* fühlt er sich bedroht; in den anderen Menschen wird nicht etwa eine Bereicherung seines Lebens gesehen, sondern eine unheimliche Bedrohung aus dem undurchschaubaren Dunkel der ihn umgebenden Welt. Die anderen Menschen sind nicht Quellen der Freude, sondern man muß sie fürchten wie unheimliche Gestalten, die den eigenen Kreis bedrohen.

Eine gefährliche Gratwanderung im Traum, bei der jederzeit ein Absturz droht, wird auf eine entsprechende Lebenssituation hinweisen, bei der dieser Mensch das augenblickliche Leben so gefährlich empfindet, als sei er ständig vom Sturz in einen Abgrund bedroht.

Wird das Leben als mühsame Wanderung empfunden, auf der das Erreichen höherer Ziele im Zweifel steht, so wird der Träumende sich abquälen, einen steilen Abhang hochzuklettern, wobei er nur mühsam vorwärts kommt.

Watet der Träumende in schmutzigem Schlamm, so werden sich mit Sicherheit in seinem Leben Entsprechungen finden, indem bestimmte Seiten des Lebens – meist der sexuelle Bereich – wie ein Waten im Schmutz empfunden werden. Würde in diesem Fall durch entsprechende Behandlung der Kranke zur Erkenntnis geführt, daß seine Erlebnisse die Folge fehlerhafter Vorstellungen waren, und gelingt es, ihn die Dinge anders sehen zu lassen, dann wird der

Traum vom schmutzigen Wasser sich so wandeln können, daß der Träumende in einem See mit klarem Wasser schwimmt.

So würde auch nicht wundernehmen, wenn ein Mensch in einer für ihn ausweglos erscheinenden Situation im Traum in einer immer enger werdenden Röhre steckenbleibt.

Es soll hier keine Unterrichtung in Traumdeutung vorgenommen werden; die wenigen allgemein gehaltenen Beispiele sollen nur auf das Grundsätzliche hinweisen. Der Traum darf nicht wörtlich verstanden werden; er will in symbolhafter Weise dem Menschen Erkenntnisse über seine *unbewußten Vorstellungen* vermitteln, aus denen seine Handlungen verständlich werden. Wie das Röntgenbild ermöglicht, innere Vorgänge im Körper sichtbar zu machen, so kann der psychologisch Geschulte seelische Bereiche an Hand der Träume *durchleuchten* und dem Kranken verständlich machen.

Der immer wiederkehrende Traum

Man trifft häufig Kranke, die erzählen, daß sie seit Jahren immer wieder denselben Traum haben. Dies bedeutet, daß der Traum bisher seinen Zweck nicht erfüllt hat, der darin bestehen sollte, den Menschen darauf aufmerksam zu machen, daß in seiner *Bibliothek des Unbewußten einige Bücher falsch eingeordnet* sind. Dieser Traum erscheint nicht wieder, wenn es gelingt, dem Kranken den Sinn des Traumes zu erklären. Daraus geht hervor, daß der Traum nicht nur Einblick gibt in unbewußte Bereiche, sondern daß ihm zugleich auch der tiefere Sinn innewohnt, auf Fehlhaltungen aufmerksam zu machen und dadurch deren Abstellung zu ermöglichen. So liegt im Traum zugleich ein mächtiger Heilfaktor.

Der Traumlose

Es gibt viele Menschen, die angeben, daß sie nicht träumen. Da aber experimentelle Untersuchungen dafür sprechen, daß jeder Mensch träumt, nimmt man an, daß diejenigen Menschen, die *nicht träumen*, zwar träumen, aber von ihren Träumen nach dem Erwachen nichts wissen. In unserem Zusammenhang interessieren natürlich nur die Träume, an die sich der Träumende nach dem Erwachen noch deutlich erinnern kann. Da das Traumerlebnis zwar wie Wirklichkeit empfunden wird, aber keine echte Wirklichkeit hat, haftet im allgemeinen der

Traum nicht so sehr in der Erinnerung wie ein echtes Erlebnis. Wer den Traum nach dem Erwachen festhalten will, muß ihn daher möglichst sofort zu Papier bringen, da er meist rasch aus dem Gedächtnis verschwindet.

Von problemlosen Dingen wird nicht geträumt. Man könnte vereinfacht sagen, der Traum kümmert sich um die große Zahl der richtig eingeordneten Bücher nicht, nur auf die falsch eingeordneten fällt der Lichtstrahl des Traumes, um den Ordner auf den Fehler aufmerksam zu machen und ihm die Möglichkeit zu geben, die Korrektur vorzunehmen.

In Laienkreisen ist die Ansicht weit verbreitet, der Traum habe prophetische Bedeutung. Im strengen Sinne trifft dies aber nicht zu. Da natürlich nicht selten das eintreffen kann, was der Mensch befürchtet oder wünscht, ist es verständlich, daß es zu dieser Auffassung kommen kann. Denn der Mensch träumt häufig von dem, wovor er Angst hat. In diesen Fällen wird dann nachträglich der Traum als Prophezeiung gedeutet.

Daß Träume keine Schäume sind, sondern ernstzunehmende Äußerungen tiefer Seelenschichten, wird jedem sofort offenbar, wenn er sich ernsthaft mit diesem Studium beschäftigt.

Die Beobachtung, daß im Traum häufig Gegebenheiten vom vergangenen Tag auftauchen, könnte zu der Deutung führen, daß der Traum eben nur vorausgegangene Ereignisse wiederholt. Dies kann durchaus der Fall sein; meist sind aber nicht diese Ereignisse das Wesentliche, sondern die Situation des vorangegangenen Tages wird nur als Schauplatz benutzt, um das Motiv darzustellen.

Die Verdrängung ist keine Lösung

In der Vorgeschichte eines Kranken begegnet man nicht selten der eigentümlichen Beobachtung, daß er berichtet, er habe lange Zeit unter erheblichen Belastungen durch bestimmte Lebensumstände gelitten, aber seit einer bestimmten Zahl von Jahren sei diese Sache erledigt; seit dieser Zeit leide er gar nicht mehr darunter. Bei der Schilderung der körperlichen Beschwerden fällt dann auf, daß er angibt, seit eben der Zeit an diesen Krankheitserscheinungen zu leiden. Man sollte annehmen, daß es auch dem Kranken hätte auffallen müssen, daß der Beginn seiner körperlichen Beschwerden mit dem Aufhören seiner seelischen Belastung zeitlich zusammenfällt. Bei der Frage, ob ihm dies aufgefallen sei und ob er einen Zusammenhang für möglich halte, verneint er aber ganz klar. Und doch ist es auf Grund dieser Vorgeschichte wahrscheinlich, daß hier Zusammenhänge bestehen und das vorliegt, was in der psychologischen Sprache als Verdrängung bezeichnet wird. Das Gespräch wird dies bald klären, und die Träume bestätigen, daß das Problem, das der Kranke von einem bestimmten Zeitpunkt an als erledigt bezeichnet, in Wirklichkeit keine echte Lösung erfahren hatte, sondern aus dem Bewußtsein verbannt worden war. Der Mensch hatte den Trick angewandt, daß er eines Tages sich entschloß, so zu tun, als sei das Problem nicht mehr vorhanden. Und tatsächlich lebte er von da an so, als wäre die Vergangenheit nicht so gewesen, wie sie war. Er verdrängte das Unangenehme, das er nicht zu bewältigen vermochte, aus seinem Bewußtsein. Es war aber damit nicht aus seinem Leben verschwunden, sondern nur in einen anderen Bereich verlagert, d. h. ins Unbewußte verdrängt. Den einfachsten Beweis, daß das Problem nicht aus dem seelischen Bereich verschwunden und auch noch ungelöst geblieben ist, liefert in diesen Fällen der Traum, in dem das Problem in aller Deutlichkeit auftaucht.

Ein Vergleich mag dies verdeutlichen: Bauen wir in einen Bach einen Staudamm, so fließt hinter der Mauer in dem einstigen Bett kein

Wasser mehr. Es wäre aber ein Irrtum, anzunehmen, daß das Wasser, das hier vorher floß, nun gänzlich vom Erdboden verschwunden wäre; es wird sich einen anderen Weg suchen und eines Tages durch Überschwemmung von Feldern sich irgendwo bemerkbar machen und Unheil anrichten können. Setzen wir anstelle des fließenden Wassers den Sexualtrieb, so wird er durch eine errichtete Sperrmauer ebenso wenig verschwinden wie das Wasser; er wird aber in abgewandelter Form anderswo in Erscheinung treten, entweder als Triebanomalie oder als krankhafte Störung in einem anderen seelischen Bereich oder als Störung einer Organfunktion. Eine Beseitigung der Störung wird nur möglich sein, wenn die Sperrmauer wieder abgebaut wird und der Fluß wieder in seinem eigentlichen Bett fließt. Der ins Unbewußte verdrängte Inhalt muß wieder ins Bewußtsein zurückgeholt werden, um nun richtig verarbeitet zu werden. Der Traum ist hierbei eine unentbehrliche Hilfe. Ist die Aufgabe erfüllt und das Ziel erreicht, hören die Träume auf.

Zusammenhang zwischen Leben und Kranksein schwer verständlich zu machen

Es wurde schon mehrfach betont, daß noch nichts gewonnen ist, wenn der Arzt Zusammenhänge zwischen dem Leben des Kranken und seiner Krankheit erkannt hat, solange er nicht die Möglichkeit hat, diese Erkenntnisse auch dem Kranken so zu vermitteln, daß dieser sie begreifen kann. Soll der Mensch allen Aufgaben des Lebens gewachsen sein und soll die Beziehung des einen Menschen zum anderen, von Mann zu Frau, des Vorgesetzten zum Untergebenen, und das Verhältnis von Mitarbeitern untereinander nicht ein ständiger Anlaß zu krankheitserzeugenden und kraftraubenden Spannungen werden, so ist eine gründliche Kenntnis dessen nötig, wie der Mensch überhaupt beschaffen ist. Außerdem ist Voraussetzung, daß jeder einzelne erkennt, wie er selbst ist und in welchen Punkten seine Vorstellungen mit den Grundgesetzen der Schöpfung im Widerspruch stehen. Natürlich können diese Erkenntnisse dem Kranken auch ohne Zuhilfenahme der Träume vermittelt werden, so wie auch nicht für jede Diagnose das Röntgenverfahren nötig ist. Die Träume können aber eine hervorragende

Unterstützung sein, um Zusammenhänge, die nicht ohne weiteres erkennbar sind, dem Menschen klarzumachen.

Von zwischenmenschlichen Beziehungen

Hinweis auf Ursachen, die im Leben liegen, stößt auf Ablehnung

Wir kommen hier nochmals an einen schwierigen, aber entscheidenden Punkt in der Krankenberatung überhaupt. Hat der Arzt nach Anhören der Vorgeschichte des Kranken und auf Grund der Untersuchung den Eindruck, daß nicht nur Ernährungs- sondern auch Lebensfaktoren ursächlich eine Rolle spielen, müßte er folgerichtig dem Kranken noch einige klärende Fragen stellen. Vielleicht muß er sich in einem Fall nach der Ehe des Kranken erkundigen, in einem anderen nach einem zerbrochenen Verlöbnis, in dem dritten Fall nach den Gründen, weshalb eine 35jährige noch bei den Eltern wohnt, in einem vierten Fall, weshalb nur ein Kind aus der Ehe hervorgegangen ist usw.

Wenn aber der Kranke auf Grund früherer Erfahrungen diese Fragen so deutet, als wolle man ihm durch die Blume klarmachen, daß er nicht *organisch krank* und *alles nur nervös* sei, kann durch eine solche Frage das Vertrauen zerstört werden. Die Tatsache, daß der größte Teil der Kranken heute gegen das vernichtende Urteil *nervös* allergisch geworden ist, muß bei der psychologischen Führung des Kranken berücksichtigt werden. Daraus folgt, daß Fragen nach Lebensschwierigkeiten erst erfolgen dürfen, wenn sich der Arzt vorher vergewissert hat, daß daraus auf keinen Fall die üblichen Mißverständnisse entstehen können. Zuerst muß der Kranke seine Diagnose erhalten, aus der er eindeutig erkennen kann, daß der Arzt ihn als *organisch* krank anerkannt hat; dabei ist, wie oben zur Genüge betont, mit *organisch* nicht *morphologisch* gemeint, sondern gleichermaßen eine Funktionsstörung oder Formveränderung eines Organs oder mehrerer Organe oder eine Störung in deren Zusammenspiel. Dabei wird angenommen, daß es keinen Körperteil gibt, der nicht einem Organsystem angehört; in diesem Sinne rechnen natürlich auch die Bewegungsorgane und das Nervensystem zu den Organen. Eine Fortsetzung der Behandlung, ehe der Kranke begriffen hat, daß es andere Krankheiten als organische nicht gibt, führt mit Sicherheit zu Komplikationen.

Erst wenn überhaupt kein Zweifel mehr darüber besteht, daß der Kranke sich vom Arzt als krank anerkannt weiß, darf behutsam der nächste Punkt in der Behandlung angefaßt werden: die Frage der Ursache.

Eigentlich müßte der Kranke es mit großer Freude begrüßen, wenn der Arzt sich um die Ursachen kümmert, da logischerweise nur eine Behandlung, die die wahren Ursachen berücksichtigt, sinnvoll und erfolgreich sein kann. Aber selbst bei ernährungsbedingten Krankheiten beantworten viele Kranke den Hinweis darauf, daß ihre Krankheit durch Fehlen bestimmter Wirkstoffe verursacht sei, mit einem gewissen Mißtrauen. Dies entspringt nicht nur daraus, daß man ihnen von diesen Zusammenhängen bisher nichts gesagt hat, sondern es hat oft seinen Grund darin, daß der Kranke – von den vielen *nervösen* Diagnosen mißtrauisch geworden – sogar in dem Hinweis auf Ernährungsfehler eine Andeutung wittert, er sei nicht *organisch* krank, eine Diagnose, die er als beleidigend empfindet.

Behandlung erfordert Geduld und Behutsamkeit

Wenn die Gefahr, daß der Hinweis auf Ursachen als abwertend gedeutet wird, sogar bei ernährungsbedingten Krankheiten besteht, wieviel größer mag sie bei lebensbedingten Krankheiten sein, bei denen als Ursachen noch nicht einmal wägbare Stoffe wie z. B. Vitamine ins Feld geführt werden können! Der Patient wird daher mit der Anerkennung lebensbedingter Krankheiten sehr zurückhaltend sein; auf Grund seiner Erfahrungen hält er davon nichts. Dies ist Grund genug, daß auch der Arzt in der Erklärung der Zusammenhänge bei lebensbedingten Krankheiten größte Vorsicht walten läßt. Er muß sich hüten, zu einem Zeitpunkt auf Ursachen hinzuweisen, in dem der Kranke noch nicht reif ist, sie als Ursachen zu erkennen. Er muß daher mit abwartender Geduld durch Gespräche den Kranken Schritt für Schritt langsam dahin führen, daß dieser auch Zusammenhänge erkennen und anerkennen kann, die er am Anfang der Behandlung mit Entrüstung abgelehnt hätte. Das Erkennen des jeweils richtigen Zeitpunkts für den nächsten Behandlungsschritt ist für den Erfolg genauso wichtig wie das vermittelte Wissen selbst. Es ist der Kairos, der richtige Augenblick, der schon in der griechischen Philosophie eine wichtige Rolle spielte.

Bei diesem Vorgehen kann der Traum wiederum eine gute Hilfe sein. Auch er ist ein guter Lehrmeister der Zurückhaltung und Geduld: tunlichst geht der Arzt bei der Erklärung der Träume nicht weiter als bis zu dem Punkt, den der Kranke jeweils anzunehmen bereit ist. Die Ansicht des Kranken selbst über den Traum zeigt deutlich, wie weit er im Verständnis schon fortgeschritten ist. Deshalb werden die Träume auch nicht *gedeutet*, sondern als Gesprächsbasis benutzt, wodurch zwanglos Themen zur Sprache kommen, die ohne das Stichwort im Traum nur schwer anzuschneiden wären. Das wichtigste dabei ist aber, daß die Träume selbst für den Kranken den klaren Beweis erbringen, daß seine Krankheit und seine Lebensprobleme etwas miteinander zu tun haben. Damit ist das Vorgehen des Arztes in den Augen des Kranken sozusagen sanktioniert.

Mancher Kranke zieht eine unnötige Operation dem Eingeständnis von Lebensschwierigkeiten vor

Nicht jede Patientin, deren Ehe nicht in Ordnung ist, ist ohne weiteres bereit, darüber zu sprechen. Aber selbst wenn sie sich zur Aussprache durchgerungen hat, was ja schon voraussetzt, daß sie einen Zusammenhang zwischen der Krankheit und der Lebensschwierigkeit zu erwägen beginnt, ist dies kein Beweis, daß sie auch bereit ist, auf die Ursachen der gestörten

Ehe soweit einzugehen, daß eine Lösung des Problems möglich wäre. Die Praxis zeigt jedenfalls, daß es nicht wenige Frauen gibt, die sich lieber mehreren Operationen unterziehen, von deren absoluter Notwendigkeit sie selbst nicht überzeugt sind, als daß sie vor der Umgebung zugeben, daß ihre Krankheit lebensbedingt ist. Sie sind froh, daß sie vor den *anderen* durch eine Operation *beweisen* können, daß sie *organisch* krank sind, da ja auch sie in dem Irrtum leben, Spannungen im Leben könnten keine Erkrankungen von Organen hervorrufen. Auch in diesen Fällen kann der Traum die *Beweisführung* für die Lebensbedingtheit der Krankheit wesentlich erleichtern.

Die Ehe als Krankheitsursache

Es ist hier kein Raum, die Ursachen der häufigen Eheschwierigkeiten näher abzuhandeln; dazu wäre ein umfangreicheres Buch nötig. Die Besprechung einiger grundsätzlicher Ehefragen, die in der Sprechstunde häufig auftreten, erscheint jedoch hier nötig.

Bei der Analyse der Schwierigkeiten, die in der Ehe entstehen, zeigt sich immer wieder, wie wenig die beiden Ehepartner über die grundsätzlichen Unterschiede in der geistigen Struktur von Mann und Frau unterrichtet sind und wie wenig die Menschen über den Menschen selbst wissen. Natürlich gilt diese Feststellung nicht nur für die Ehe, sondern für jede zwischenmenschliche Beziehung.

Der Unterschied in den zwischenmenschlichen Beziehungen in und außerhalb der Ehe besteht darin, daß der einzelne der wichtigen Lebensaufgabe, mit anderen Menschen zurecht zu kommen, im täglichen Leben mehr oder weniger ausweichen kann, in der Ehe aber muß er sozusagen Farbe bekennen; hier fällt früher oder später die Maske ab. Es bleibt nicht aus, daß der Partner hinter der äußeren Erscheinungsform des anderen den wahren Menschen mit seinen Unzulänglichkeiten erkennt. Ob dieser den Mut hat und sich zu der Reife hindurcharbeitet, sich vom anderen durchschauen zu lassen, oder ob er die *Rolle*, die er auf der Bühne des Lebens spielt, auch vor seinem intimen Ehepartner fortsetzt, ist entscheidend für den Ablauf der Ehe. Natürlich gilt dies für beide Partner. Die Schwierigkeit liegt aber darin, daß dem einzelnen diese Verhältnisse gar nicht bewußt sind. Da kann der eine dem anderen das Leben in der Ehe zur Hölle machen und kommt selbst nie dahinter, warum er sich manchmal so bösartig verhalten muß, was er nachher bereut, um es bald zu wiederholen, und warum er den Menschen quält, von dem er behauptet, daß er ihn liebe. Er weiß nichts über die inneren Kräfte, die ihn dazu treiben, und doch sind sie erkennbar. Auch hierfür ist ein bestimmtes Wissen über den Menschen Voraussetzung.

Die psychologische Ausbildung der Ärzte an der Universität ist ungenügend

In der Schule werden die kompliziertesten Dinge gelehrt, an der höheren Schule kommen die Schüler mit den zwischenmenschlichen Beziehungen von der Warte der Literatur her in Berührung, auf der Hochschule wird nur Fachwissen vermittelt, und selbst in der Ausbildung des Arztes kommen infolge der einseitigen naturwissenschaftlichen Orientierung die psychologischen Aspekte in einem solchen Maße zu kurz, daß der hervorragend ausgebildete Arzt, wenn er die Hochschule verläßt, nicht mehr psychologische Kenntnisse hat als ein interessierter Laie. Es ist nötig, dies so deutlich auszusprechen, um den einzelnen Arzt von dem Vorwurf reinzuwaschen, es liege die Schuld an ihm. Die Schuld liegt an dem einseitig naturwissenschaftlichen System, das überfordert ist, wo es um geisteswissenschaftliche Fragen geht.

Unkenntnis der Wesensverschiedenheit von Mann und Frau bringt Not

Für jeden Beruf wird eine Ausbildung verlangt, nur für die Führung der Ehe und für die Erziehung der Kinder wird kein Befähigungsnachweis gefordert, weil die meisten Menschen glauben, auf diesem Gebiet sei alles mit *Liebe* zu machen. Natürlich ist die gegenseitige Liebe eine Voraussetzung für die Ehe; in welchem Maße aber mangelndes Wissen über grundsätzliche Unterschiede zwischen Mann und Frau zu Spannungen führen können, hat Bovet* in hervorragender Weise dargestellt.

Wie oft äußern Frauen Zweifel an der Liebe ihres Mannes, weil ihnen ein bestimmtes Verhalten des Mannes ein Zeichen mangelnder Liebe zu sein scheint. Sie begründen dies damit, daß sie in diesem Falle sich ganz anders verhielten. Oft zeigt sich dann, daß die Frau wirklich nicht wußte, daß das Verhalten des Mannes in diesem Fall typisch männlich und nicht ein Zeichen

---

* Bovet, Die Ehe, Katzmann-Verlag, Tübingen

mangelnder Liebe ist. Umgekehrt gilt natürlich auch, daß mancher Mann glaubt, seine Frau müsse genauso empfinden wie er.

Man heiratet die Vergangenheit des Partners mit

Damit, daß zwei Menschen sich aus Liebe zur Ehe entschließen, heben sie ihre Vergangenheit nicht auf. Beide sind durch verschiedene Erziehungen und Formungen hindurchgegangen, die ihre Auswirkungen haben. Besonders in der Erziehung der Kinder treten diese verschiedenen Auffassungen, die aus der eigenen Kindheit mitgebracht sind, zutage, so daß z. B. oft schon kleine Unterschiede in der Nuance, wie streng ein Kind in der Erziehung anzufassen ist, zu Spannungen führen können. Grundsätzliche Meinungsverschiedenheiten in Erziehungsfragen zeigen besonders deutlich, wie schwer es ist, in der Kindheit gewachsene Vorstellungen aufzugeben. Schon manche Ehe ist daran zerbrochen.

Schwierigkeiten, die in der Ehe auftreten, haben immer geistige Hintergründe und nie sexuelle. Dies ist besonders zu betonen, da es bei oberflächlicher Betrachtung dieser Probleme scheinen könnte, als sei es umgekehrt. Das Primäre liegt immer auf der geistigen Ebene; etwaige Schwierigkeiten auf sexuellem Gebiet sind nicht die Ursache mangelnden gegenseitigen Verstehens, sondern dessen Symptome. Dies zu wissen, ist von Wichtigkeit, da sonst Gefahr besteht, daß die Lösung der Schwierigkeiten von der falschen Seite aus versucht wird. Dies bedeutet, daß es ein erfolgloses Unterfangen wäre, Mißhelligkeiten durch körperliche Intimitäten beseitigen zu wollen. Andererseits kann das Verhalten auf sexuellem Gebiet als Maßstab für die Beziehungen der Partner gelten. So ist z. B. die Behauptung einer Frau, daß sie ihren Mann sehr liebe, unglaubwürdig, wenn sie zugleich angibt, daß sie beim Verkehr Ekel empfinde. Eine nähere Prüfung wird dann ergeben, daß diese Frau entweder voller falscher Vorstellungen über das Sexuelle steckt, die sie zur Hingabe an ein liebendes Wesen unfähig machen, oder daß das, was sie diesem Mann gegenüber empfindet, zwar von ihr als Liebe bezeichnet wird, sich aber als etwas anderes herausstellt, etwa als Mitleid oder als Bewunderung oder Achtung. Solche Gefühlsregungen, die oft mit Liebe verwechselt werden, reichen aber keinesfalls aus, um zu einer völligen körperlichen Hingabe zu befähigen.

Verwechslung von Liebe und Mitleid

Da ist z. B. eine Patientin, die während ihrer schon Jahre bestehenden Krankheit u. a. auch über unangenehme Mißempfindungen im Rükken klagt. Es stellt sich erst nach längerer Behandlung bei Befragen heraus, daß diese Störung erstmalig aufgetreten war, als ihr Mann sie küssen wollte. Später kam es zu diesen Erscheinungen auch dann, wenn der Mann sie nur mit der Hand berührte, bis sie schließlich auch ohne erkennbare Anlässe auftraten. Zu Beginn der Behandlung hatte die Patientin angegeben, daß sie ihren Mann sehr liebe. Nachdem diese Aussage durch das Symptom, daß die Annäherung ihres Mannes Beschwerden auslöste, unglaubhaft geworden war, wurde sie eingehender nach der Ehe befragt. Dabei stellte sich heraus, daß sie vor der Ehe einen anderen geliebt hatte. Mit diesem Mann wagte sie aber die Ehe nicht, da ihr jetziger Mann sie heftig mit seiner Liebe verfolgte und die Ehe durch die Drohung erzwang, er würde sich das Leben nehmen, wenn sie nicht seine Frau würde, da das Leben ohne sie nicht lebenswert sei. Sie wollte das Glück mit dem Mann, den sie liebte, nicht mit dem Selbstmord des anderen erkaufen. Da sie sich an dessen Tod schuldig gefühlt hätte, hätte sie das Glück in der

Ehe mit dem anderen doch nicht genießen können. So heiratete sie den Mann, an dessen Tod sie nicht schuldig werden wollte, aus Mitleid. Sie hatte sich selbst in der Ehe lange Zeit der Erkenntnis verschlossen, daß die Gefühle, die sie ihm gegenüber empfand und die sie für Liebe hielt, in Wirklichkeit mehr ihrem Mitleid entsprangen.

Störungen der Geschlechtsorgane als Ausdruck einer Konfliktsituation

Daß Organerkrankungen der körperliche Ausdruck eines seelischen Konfliktes sein können, läßt sich besonders einfach an den Erkrankungen der Geschlechtsorgane der Frau erkennen. Kommt ein junges Mädchen durch das Drängen ihres Freundes auf intimere Beziehungen in einen seelischen Konflikt, so äußert sich dies nicht selten in funktionellen Störungen der Unterleibsorgane. Der Rhythmus der Periode kann sich ändern, es können Schmerzen oder Ausfluß auftreten, was oft mit einer Behinderung der Darmentleerung einhergeht. Werden diese Zusammenhänge nicht erkannt, besteht natürlich die Gefahr einer falschen Behandlung. Auch die Lösung eines Verlöbnisses oder eines engeren

Verhältnisses, das längere Zeit bestanden hat, geht häufig nicht nur mit Störungen des Appetits, des Schlafes oder der Herz-, Magen- und Darmtätigkeit einher – meist als Schilddrüsenerkrankung bezeichnet –, sondern findet meist auch in Periodenstörungen ihren körperlichen Ausdruck. Man kann deshalb auch umgekehrt Störungen der Periode als Hinweis benutzen, um nach bestimmten Vorgängen im zwischenmenschlichen Bereich zu suchen.

Ich werde zu einer Frau gerufen, die eine ungewöhnliche Entzündung der äußeren Geschlechtsteile aufwies. Zuvor waren die intensivsten Bemühungen des Facharztes erfolglos geblieben. Die Frau hatte zwei Monate vorher im Krankenhaus gelegen. In dieser Zeit hatte der Ehemann, der Trinker war, mit einer anderen Frau, die er sich ins Haus nahm, ein intimes Verhältnis begonnen. In wüsten Trinkgelagen wurde viel Geld durchgebracht, und das Heiratsversprechen wurde nach außen dadurch sichtbar, daß die *Haushälterin* offen den Schmuck und die Kleider der ausgebooteten Ehefrau trug. Bei der Rückkehr der Ehefrau brach das Kartenhaus des gutmütigen Trinkers, der voller Reue war, zusammen. Die Frau verzieh ihm, war aber zweifellos überfordert, die Konsequenz der Versöhnung auch auf körperlichem Gebiet sichtbar werden zu lassen. So kam ihr die Entzündung des Unterleibs zu Hilfe: Auch der Ehemann mußte einsehen, daß der gute Wille der Frau unmöglich in die Tat umgesetzt werden konnte. Eine sinnvollere Krankheit konnte ihr nicht geschickt werden, um den Übergang in die neue Situation zu erleichtern. Auch mit einer raschen Heilung wäre der Frau nicht gedient gewesen; diese trat dementsprechend auch nicht ein, und die vorher rätselhafte Erfolglosigkeit der ärztlichen Bemühungen war verständlich.

Vorteile des Krankseins oder der Sinn der Krankheit

Dieser Fall ist zugleich ein Beispiel für das Sinnvolle, das in einer Krankheit liegt: nicht nur, daß die Krankheit den Kranken davor bewahrt, einer Situation ausgesetzt zu sein, der er sich nicht gewachsen fühlt, sondern auch, daß sie solange bestehen bleibt, bis sie es fertiggebracht hat, dem Kranken zu zeigen, daß seine bisherigen Maßnahmen an dem wahren Sachverhalt vorbeigegangen sind, vorausgesetzt natürlich, daß die Krankheit überhaupt besserungsfähig ist. Ein Magengeschwür wird beispielsweise solange nicht heilen, bis der Träger begriffen hat, daß er das Rauchen lassen muß.

Es gibt nun genug Situationen, in denen es *vorteilhaft ist, wenn eine Krankheit nicht heilt.* Das zeigt das Beispiel des subalternen Beamten, der mit Beklemmungen in der Herzgegend und Angstzuständen erkrankt. Die Lebensgeschichte ergibt, daß er eine Beförderung in die Stellung seines bisherigen Vorgesetzten auf sich zukommen sieht, die Aufgaben mit sich bringt, von denen er von vornherein weiß, daß er ihnen nicht gewachsen ist. Wenn es die Krankheit fertigbringt, daß die Beförderung, die er als Existenzbedrohung empfindet, an ihm vorübergeht, hat sie ihren Zweck erreicht. Es wäre für diesen Menschen nur von Nachteil, anderen eingestehen zu müssen, daß er in der neuen Stellung versagen würde. In diesem Fall scheinen die körperlichen Beschwerden ein kleineres Übel zu sein als der Verlust des Ansehens oder das Eingeständnis der Unfähigkeit. Auch der Arzt, der einen solchen Patienten behandelt und die Zusammenhänge erkennt, muß sich überwinden, sein Wissen für sich zu behalten, und den Großmut besitzen, sich den Vorwurf gefallen zu lassen, keine Besserung erzielen zu können. Er muß in diesem Fall verzichten, dem Patienten Zusammenhänge bewußt zu machen, an deren

Wissen er schwerer trägt als an seinen körperlichen Beschwerden.

Der Unerfahrene könnte aus diesem Beispiel den falschen Schluß ziehen, der Kranke könne die Krankheit absichtlich *machen* oder er gebe gar Beschwerden an, die er gar nicht habe, er stelle sich also in betrügerischer Weise krank, um unangenehmen oder schweren Aufgaben auszuweichen. Solche Vorstellungen sind falsch; man begegnet ihnen jedoch im täglichen Leben auf Schritt und Tritt. Sie richten nicht weniger Unheil an als die verschwommenen Begriffe *nur nervös* und *nicht organisch*.

Es gibt keine „Flucht in die Krankheit"

Die falsche Vorstellung, die im Anschluß an belastende Ereignisse auftretenden Krankheiten könnten vom Kranken bewußt *gemacht* werden, kommt in dem unglücklichen Begriff *Flucht in die Krankheit* zum Ausdruck. Dieser Begriff wird meistens so mißverstanden, als sei der Kranke als Endergebnis seiner Überlegungen eines Tages zu dem Entschluß gekommen: *Ab morgen bist du krank, und zwar bekommst du ganz bestimmte Symptome.* Obgleich es wohl keine dümmere Auffassung von der Entstehungsart lebensbedingter Krankheiten geben kann, begegnet man ihr täglich. Einem Menschen seine Krankheit als *Flucht in die Krankheit* zu bezeichnen, bedeutet für ihn nichts anderes, als daß man ihm mit verbrämten Worten zu verstehen geben will, daß er ein Simulant und ein Betrüger ist, der ja gar nicht krank zu sein brauchte, wenn er nur gesund sein wollte. So wie er in die Krankheit bewußt *geflohen* ist, könnte er sich ja auch kurzerhand entschließen, wieder in die Gefilde der Gesundheit zurückzukehren. Dieser Unsinn mündet automatisch wieder in die Vorstellung, daß Krankheit und Gesundheit dem Willen unterstünden.

Natürlich hatte der *Erfinder* des mißverständlichen Begriffs *Flucht in die Krankheit* ursprünglich einen unbewußten Vorgang damit kennzeichnen wollen. Die Abwehrmaßnahmen, die der Organismus beim Eindringen von Bakterien in die Wege leitet, entstammen genauso unbewußten und dem Willen nicht unterstehenden Kräften, wie die Krankheitserscheinungen aus anderen Ursachen. Eigentlich fehlt ein Begriff für die Instanz, die als Gegenmaßnahme auf die gegen das Leben gerichteten feindlichen Einflüsse Krankheit entstehen läßt. Man kann diese innere regulierende und helfende Instanz mit vielerlei Namen belegen; man kann sie *Es* nennen oder *Naturkräfte* oder *innere Kräfte.* Der Name ist unwesentlich; wesentlich ist nur, daß diese Kräfte dem bewußten Zugriff nicht unterstehen.

Niemand kommt auf die Formulierung, die Zahnkaries sei eine Flucht in die Krankheit vor dem Zucker, oder ein Mensch fliehe vor den Ernährungsfehlern und dem Nikotin in den Herzinfarkt! Liegt aber die Krankheitsursache in Belastungen, die das Leben bringt, dann beginnt die Unlogik, und die klare Ausdrucksweise, die auf der Erfassung von Ursache und Wirkung beruht, wird verlassen.

Es nützt wenig, wenn man den Kranken zu trösten versucht, indem man ihm klarmacht, daß *Flucht in die Krankheit* als unbewußter Vorgang aufgefaßt werden soll. Er weiß, daß kein Mensch in seiner Umgebung etwas von diesen feinen Unterschieden, die nur in Fachkreisen bekannt sind, versteht, daß aber jedermann ihn als unberechtigt krank ansieht. Die Not, die aus dieser moralischen Abwertung für ihn entsteht, ist oft größer als die, die ihm die Krankheit direkt bereitet. Die Schlußfolgerung aus diesen Erkenntnissen ist, daß es ein Kunstfehler ist, Kranken oder Laien gegenüber den Ausdruck *Flucht in die Krankheit* zu benutzen, da folgenschwere Mißverständnisse unausbleiblich sind.

Ohne Kenntnis vom Wesen des Menschen keine Lebensmeisterung

Kehren wir zurück zu den Spannungen, die aus den zwischenmenschlichen Beziehungen entstehen können. Führen sie zu Krankheiten, so ist dies ein Hinweis, daß die Vorstellung, die ein Mensch, der mit seinem Mitmenschen nicht fertig wird, vom *Menschen überhaupt* in sich trägt, nicht der Wirklichkeit entspricht. Die beste Vorbereitung für diese wichtige Aufgabe im Leben, mit dem Mitmenschen zurecht zu kommen, besteht darin, zu lernen, wie der Mensch in Wirklichkeit ist, d. h. wie er vom Schöpfer gemacht ist. Dieses wahre Bild kennenzulernen, ist wichtig, um es unterscheiden zu lernen von dem Bild, das der einzelne auf Grund seiner Formung, die er durch die Vergangenheit erfahren hat, unbewußt in sich trägt. Das *Erkenne-dich-selbst* setzt voraus, zuerst *den Menschen überhaupt* zu erkennen. Je mehr das fiktive Bild vom Menschen, das der einzelne im Laufe seines Lebens sich erworben hat, mit dem wirklichen Menschenbild übereinstimmt, je besser also der einzelne über das Wesen des Menschen Bescheid weiß, um so geringer ist die Möglichkeit, am anderen Menschen krank zu werden. Daß der Mensch sich dem *Studium des Menschen* unterzieht, ist also die beste Schulung für die Meisterung des Lebens und der beste Garant, keine lebensbedingte Krankheit zu bekommen bzw. sie überwinden zu können.

Wir sahen den Verlauf einer Ehe als einen besonderen Prüfstein, an dem sich zeigt, bis zu welchem Erkenntnisgrad über das Wesen des Menschen überhaupt und des Ehepartners im besonderen die Eheleute gelangt sind.

Schon der Entschluß, sein Leben auf Gedeih und Verderb an das eines anderen fest zu binden, setzt ein gewisses Vertrauen zum Menschen überhaupt voraus, ohne das die Liebe zu einem einzelnen Menschen nicht denkbar ist. Dementsprechend findet man oft bei Menschen, die den Weg zur Ehe nicht finden, ein zu geringes Vertrauen zum Menschen im allgemeinen, das seinerseits wieder das Resultat eines falschen Bildes vom Menschen überhaupt ist. Es wurde schon angedeutet, daß in der Jugend erworbene Vorstellungen durch fehlerhafte sexuelle Erziehung oft dabei eine Rolle spielen. Es gibt aber noch viele andere Komponenten, die es in ähnlicher Weise erschweren, zu einem richtigen Menschenbild zu gelangen. Es wäre aber unberechtigt, daraus den Schluß zu ziehen, der Abschluß einer Ehe liefere den Beweis dafür, daß die Verheirateten ein richtiges Menschenbild in sich tragen. Die zahlreichen ehelichen Spannungen sprechen dagegen.

Der Zwang, dem Mitmenschen in der Ehe als Ehepartner konfrontiert zu werden und nicht ausweichen zu können, kann allmählich zur Korrektur des falschen Menschenbildes führen; kommt es aber nicht dazu, sondern zu einer Erstarrung des einmal erworbenen Weltbildes und einer Versteifung der Fronten, dann allerdings hat die Ehe ihren Sinn verfehlt und wird zur Last. Ob der Mensch verheiratet ist oder nicht, ein falsches Bild vom Menschen in sich zu tragen, bedeutet in beiden Fällen eine Erschwerung des Lebens; in der Ehe sind die Auswirkungen jedoch schlimmer.

Jede Heilung setzt Bejahung und Befolgung der Naturgesetze voraus

Wer aber unbewußt ein falsches Bild vom Wesen des Menschen in sich trägt, trägt auch zwangsläufig ein falsches Bild von der *Welt* mit sich. Seine *Welt*anschauung ist nicht geeignet, eine ausreichende Lösung aller Lebensaufgaben zu ermöglichen. Grundsätzlich kennzeichnet diese Menschen ein Mangel an Vertrauen zu Gott und seiner Schöpfung. Daraus ergibt sich logischerweise, daß jede Heilung eine Bejahung der Schöpfungsgesetze voraussetzt.

Man kann diese Erkenntnisse auch umgekehrt ausdrücken: Krankheit entspringt einer Nichtanerkennung von Schöpfungsgesetzen. Ob sich diese (meist unbewußte) Grundhaltung darin äußert, daß der Mensch die Werke der Schöpfung durch seine Eingriffe so behandelt, als seien sie verbesserungsbedürftig, oder daß der einzelne das Sosein des Menschen nicht anerkennt, ist im Prinzip unerheblich.

Genußmittel als unbewußter Ausdruck der Unzufriedenheit mit dieser Welt

Geht man den letzten Hintergründen nach, die einen Menschen bestimmen, daß er sich den Genußmitteln Tabak, Kaffee und Alkohol so überantwortet, daß er wie ein Sklave nicht mehr imstande ist, seine Handlungen frei zu bestimmen, so stößt man letzten Endes auch auf mangelnde Bejahung der Schöpfung. An dem Ausspruch *Was wäre das Leben, wenn es keine Genußmittel gäbe!* wird die weltanschauliche Haltung dieser Menschen deutlich.

Wer das Leben ohne die suchterzeugenden Genußmittel als Dasein auf minderer Stufe betrachtet, erhebt damit indirekt Klage darüber, daß die Schöpfung den Menschen ein zu genußarmes Leben bereithalte. Die Umwertung der Werte wird besonders daran deutlich, daß die Genußmittel von den Süchtigen als Bereicherung des Daseins hingestellt werden und der Nichttrinker oder Nichtraucher als armseliger und engherziger, blutleerer, nur ängstlich auf seine Gesundheit bedachter, bedauernswerter Asket bezeichnet wird, der den Sinn des Lebens nicht begriffen habe.

In Wirklichkeit bringt allein schon der Umstand, daß der nicht an Genußmittel Gefesselte frei über seine Entschlüsse und Handlungen verfügen kann, einen solchen Lustzuwachs, daß er von dem augenblicklichen Lustgewinn während des Genusses nicht aufgewogen wird. Dabei ist das Unbehagen, das in dem permanenten Zwang zur immer häufigeren Wiederholung des *Genusses* des Genußmittels liegt, noch nicht berücksichtigt. Die Unlust, die entsteht, wenn der Genuß nicht laufend wiederholt wird, ist ja ein besonderes Kennzeichen der Sucht.

Krankheit als Folge von „Sünde"

Ein Mensch, der die Schöpfungsgesetze erkennen und bedingungslos anerkennen würde – es wäre der absolut fromme Mensch –, würde keine Atombombe erstreben und er würde sie, wäre sie vorhanden, nicht benutzen. Dieser Idealmensch würde keine denaturierten Nahrungsmittel ersinnen, da er sie als gegen die Grundgesetze verstoßend erkennen würde; er würde sie auch nicht herstellen und noch weniger sie verzehren. Aus denselben Motiven könnte dieser Mensch nicht an den Unvollkommenheiten, Fehlurteilen und feindlichen Maßnahmen anderer Menschen zerbrechen.

Dies soll keine bittere Klage darüber sein, daß dieser Idealmensch nicht vorhanden ist und nie kommen wird, es soll daraus auch kein Aufruf abgeleitet werden, alle Menschen müßten einen solchen Idealzustand erstreben. Man kann aber daraus den Schluß ziehen, daß die Krankheitshäufigkeit in einem Volk ein Gradmesser dafür ist, wie weit dieses Volk sich von den Schöpfungsgesetzen entfernt hat. Und was für ein ganzes Volk gilt, gilt auch für den einzelnen. Von dieser Auffassung ist nur noch ein kurzer Schritt zu der Aussage, daß jede Krankheit eine Folge von Sünde ist, wenn wir unter Sünde die

Sonderung (= Entfernung) von den Schöpfungsgesetzen verstehen.

Der Mensch ist anders, als er scheint

Das Lebensrezept, den Menschen zu studieren und als das zu erkennen, was er wirklich ist, ist natürlich ein sehr allgemein gehaltener Rat, der näherer Erklärung bedarf. Der einzelne sieht den Menschen häufig nicht, wie er in Wirklichkeit ist, sondern so, wie er annimmt, daß er sei. Er trägt eine bestimmte Vorstellung, ein bestimmtes Bild von ihm in sich, das in seiner Vergangenheit sich gebildet hat. Aber dieses unbewußte Bild vom Menschen entspricht nur selten der Wirklichkeit. Das Ziel ist nun, den Menschen zu erkennen, wie er ist, bzw. zu erkennen, daß zwischen der Vorstellung, wie der Mensch ist, und dem, wie er tatsächlich ist, ein Unterschied besteht.

Die Hauptschwierigkeit liegt nun darin, daß kaum ein Mensch eine Ahnung hat, daß das Bild, das er sich vom Menschen überhaupt macht, falsch sein könnte. Er ist absolut überzeugt, daß der Mensch so ist, wie er ihn sieht und ihn sich vorstellt. Schon die erste Andeutung, daß das Wesen des Menschen anders sein könnte, als er annimmt, stößt auf energische Ablehnung. Dies hängt damit zusammen, daß jeder als selbstverständlich annimmt, daß sein Weltbild richtig und daß das Weltbild der anderen, wenn es von seinem abweicht, falsch sei.

Erst wenn diese erste Erkenntnis gewonnen ist, daß der Mensch, wie er vom Schöpfer gemeint ist, anders ist, als er von den Menschen gesehen und gelehrt wird, ist die Voraussetzung zum nächsten Schritt geschaffen.

Nun erst wird sich der Mensch überhaupt bemühen, sich mit dem Wesen des Menschen zu beschäftigen. Vorher hat er die Notwendigkeit dazu nicht eingesehen, weil er ja alles für richtig hielt.

Das passende Buch unterstützt die Behandlung

Es gibt heute sehr viele hervorragende Bücher, die sich darum bemühen, ein Menschenbild zu vermitteln, das der Wirklichkeit möglichst gerecht wird. Ihre Vielzahl beweist, von wieviel verschiedenen Standpunkten aus das Wesen des Menschen beleuchtet und dargestellt werden kann. Welch verschiedene Aspekte ergeben sich allein schon dadurch, welcher Berufs- und Fachrichtung der Betrachter angehört, ob er Pfarrer, Arzt, Naturwissenschaftler, Psychologe, Pädagoge, Soziologe oder Jurist ist. Aber selbst innerhalb derselben Gruppe sind die Betrachtungsweisen so verschieden, daß die Menschenbilder, die sich etwa bei einem Facharzt für innere Krankheiten und einem Naturheilarzt entwickelt haben, keine Ähnlichkeit mehr miteinander haben.

Und da der Mensch selbst noch vielfältiger ist als sein jeweiliger Betrachter, würden alle Bibliotheken der Welt nicht ausreichen, um die Vielfältigkeit und Kompliziertheit der menschlichen Seele zu registrieren. Entsprechend sind auch die Möglichkeiten für den einzelnen Menschen, auf Teilgebieten des Daseins in fehlerhafte Vorstellungen hineinzugeraten, außerordentlich vielseitig.

Passende Bücher können eine ausgezeichnete Unterstützung sein, um für den Kranken Wissen zu vermitteln, das für die Bewältigung gerade seiner Probleme nötig ist. In der Klinik und Sprechstunde mache ich von dieser Hilfe reichlich Gebrauch, indem ich für den einzelnen die für ihn geeigneten Schriften auswähle. Diese Lektüre reicht natürlich nicht aus, um den Kranken instand zu setzen, mit seinen ganz persönlichen Lebensschwierigkeiten allein fertig zu werden, genauso wenig, wie man einen Herzkranken behandeln kann, indem man ihm ein Buch über Herzkrankheiten in die Hand drückte und ihn dann sich selbst überließe. Das Buch kann das persönliche Gespräch nicht ersetzen, aber hervorragend vorbereiten und ergänzen.

Es ist für manchen Kranken schon eine große Hilfe, wenn er aus dem Buch erkennt, daß es auch andere Menschen gibt, die in ähnliche Sackgassen gelangt sind wie er. Ein anderer lernt daraus, daß sein Problem ein allgemein-menschliches ist, wodurch es ihm gelingt, den Weg aus der Isolierung zu finden, die ihn krank gemacht hat oder in die er durch seine Krankheit geraten ist. Ein dritter findet sogar *seinen Fall* beschrieben, was ihm ein gewisses Sicherheitsgefühl verschafft, da er daraus lernt, daß seine Krankheit nichts so Rätselhaftes ist, wie er es angenommen hat.

Es ist selbstverständlich, daß der Arzt die Bücher, die er zur Unterstützung seiner Behandlung empfiehlt, genauestens kennen muß, weil das unpassende Buch zur unpassenden Zeit mehr Schaden als Nutzen bringen kann. In Frage kommen: Th. Bovet, „Die Ehe“, Katzmann-Verlag Tübingen; G. R. Heyer, „Menschen in Not“ Band I und II, Hippokrates-Verlag Stuttgart; Fritz Künkel, „Arbeit am Charakter", Friedrich Bahn-Verlag, Konstanz; Fischer-Kranz, „Krankheit und Schicksal", Frankische Verlangsbuchhandlung Stuttgart; Dale Carnegie, „Sorge Dich nicht – lebe", Alfred Scherz-Verlag; P. Tournier, „Krankheit und Lebensprobleme", Benno Schwabe & Co. Verlag Basel; Leslie D. Weatherhead, „Glauben und Heilen", Christl. Verlagsgesellschaft Konstanz; A. Mitscherlich, „Krise der Ehe", Verlag R. Piper und Co. München; Esther Harding, „Weg der Frau", Rhein-Verlag Zürich; O. I. Hartmann: „Schicksal, Krankheit und Heilung", Verlag Die Kommenden, Freiburg i. B.; Bircher-Benner: „Vom Werden des neuen Arztes", Medizinischer Verlag Hans Huber, Bern und Stuttgart; Aeppli: „Der Traum und seine Deutung", Verlag Rentsch, Bern und Stuttgart; u.a.m.

Die Verhaltensweisen des einzelnen sind änderungsfähig

Trotz der Vielfalt menschlicher Probleme, und obwohl jedes menschliche Individuum und sein Schicksal etwas Einmaliges ist, das sich in gleicher Weise nie wiederholt, solange die Erde bestehen wird, finden sich doch beim Kranken grundsätzliche Verhaltensweisen, die sich in ähnlicher Weise wiederholen und allgemein gültige Aussagen zulassen.

Wir stellten fest, daß es dem Menschen wenig bewußt ist, wie das Menschenbild, das er in sich trägt, beschaffen ist. Je mehr es mit der Wirklichkeit übereinstimmt, oder anders ausgedrückt, je weniger es verbogen und von anerzogenen Theorien angekränkelt ist, um so weniger Konflikte werden im Leben entstehen und um so spielender wird der Mensch mit den Lebensaufgaben fertig. Oder umgekehrt: je größer und zahlreicher die Schwierigkeiten sind, die bei einem Menschen auftreten, um so wahrscheinlicher ist es, daß sein Weltbild Fehler enthält, die er zwar nicht kennt, die es ihm aber unmöglich machen, mit den Mitmenschen zurechtzukommen.

Daraus geht hervor, daß die vermeintlichen *Charakter*fehler gar keine Fehler im Charakter sind, daß es sich also bei diesen Verhaltensweisen nicht um angeborene, an die Persönlichkeit unabänderlich gebundene Eigenschaften handelt, sondern daß das *Mit-anderen-Menschen-nicht-Zurechtkommen* Folge eines falschen Menschen- und Weltbildes ist. Das bedeutet aber, daß es sich um etwas Änderungsfähiges, Beeinflußbares und damit etwas Heilbares handelt. Wenn das falsche Weltbild änderbar ist und in ein passenderes und mit den Tatsachen übereinstimmenderes verwandelt werden kann, und wenn dadurch die krankhaften Folgen verschwinden, so ist es berechtigt, das *falsche* Weltbild als etwas *Krankhaftes* anzusehen. Es ist nicht ungewöhnlich, von krankhaften Gedanken zu sprechen. In analoger Weise ist es auch berechtigt, von krankhaften Vorstellungen zu sprechen, selbst wenn sie nicht bewußt sind.

Liebe auf den ersten Blick

Was mit einem *Bild vom Wesen des Menschen* (Menschenbild) gemeint ist, läßt sich vielleicht am einfachsten an dem Beispiel von der *Liebe auf den ersten Blick* erklären. Jeder Mann trägt eine gewisse Vorstellung von dem Wesen der Frau in sich. Dieses Bild von der Frau im allgemeinen, das ihm mehr oder weniger bewußt sein mag, wird in der Psychologie als *Anima* bezeichnet. Begegnet ihm nun ein weibliches Wesen, dessen Erscheinungsbild seinem Seelenbild von der Frau entspricht, so kann es zu dem Vorgang der *Liebe auf den ersten Blick* kommen. Führt das Verhältnis rasch zur Ehe, so wird sich allmählich herausstellen, daß der Mann gar nicht die Frau geheiratet hat, wie sie in Wirklichkeit war, sondern wie er sie entsprechend seiner Anima gemeint hat. Dies äußert sich dann darin, daß er den Eindruck hat, als habe sich seine Frau im Laufe der Ehe geändert; in Wirklichkeit hat sich das Wesen der Frau nicht geändert, sondern er lernt sie allmählich so sehen, wie sie wirklich ist. Das unbewußte Phantasiebild steht mit der Wirklichkeit im Widerspruch. Da dieser Mann aber das Phantasiebild geliebt hat, das bei näherem Kennenlernen seiner Frau gar nicht ihrem wirklichen Wesen entspricht, kommt es zur Enttäuschung; er glaubt, die Frau habe sich verändert, und dies sei der Grund, weshalb er sie nicht mehr so liebe wie anfangs.

In gleicher Weise ist es natürlich auch möglich, daß eine Frau einen Mann *liebt* und heiratet, auf den sie ihren *Animus,* ihr Seelenbild vom Mann, projiziert. Auch hier wird die spätere Ernüchterung zu der Täuschung führen, als habe sich der Mann geändert, während in Wirklichkeit nur das unbewußte Phantasiebild vom Mann seinem wahren Erscheinungsbild Platz gemacht hat. Dieser Vorgang erklärt manche an sich unverständliche Ehe. Da die Hintergründe im Unbewußten liegen, ist den Eheleuten selbst diese Wandlung und das scheinbar veränderte Verhalten des Ehepartners ebenfalls unverständlich.

Wie der Mann ein Bild von der Frau und die

Frau ein solches vom Mann in sich trägt, ohne darum zu wissen, so haben sich in allen Menschen in ähnlicher Weise Bilder oder unbewußte Vorstellungen von allen anderen Lebensbezirken gebildet. Entsprechen diese Vorstellungen nicht der Wirklichkeit und stehen sie mit den Naturgesetzen nicht im Einklang, so können genauso *unverständliche* Reaktionen die Folge sein, wie eben an dem Beispiel der Liebewandlung in der Ehe im Schema beschrieben wurde.

Da der Mensch dem anderen in sehr verschiedenen Eigenschaften und Erscheinungsformen begegnet, sind auch die Vorstellungen des einzelnen vom *Menschen überhaupt* und von einem bestimmten Menschen im besonderen unendlich mannigfaltig. Man muß sich mit dem andern in seiner Eigenschaft als Vater, Mutter, Bruder, Schwester, als Sohn, Tochter, Vorgesetzter, Mitarbeiter oder Untergebener auseinandersetzen. Wie verschieden wird das Verhalten sein, ob der Mitmensch einem als Freund oder Feind begegnet, ob man ihn als Vorbild oder als Konkurrenten sieht, ob er Minderwertigkeits- oder Überlegenheitsgefühle auslöst, ob man sich ihm gegenüber abhängig fühlt oder frei. Dabei ist noch nicht einmal entschieden, ob der, den man z. B. als Feind ansieht, wirklich ein Feind ist.

Aus dieser Mannigfaltigkeit können nur wenige Fragen, die für das Verständnis mancher Krankheitserscheinung wichtig sind, besprochen werden.

Das Reden im „man-Stil" als Zeichen von Unsicherheit und mangelnder Individualität

Da sind z. B. die Kranken, die, ohne daß es ihnen bewußt ist, von sich nur im *man-Stil* reden. *Wenn man morgens erwacht, hat man schon Kopfschmerzen.* Dieser Kranke wagt nicht zu sagen: *Wenn ich morgens erwache, habe ich Kopfschmerzen.* Wenn er darauf aufmerksam gemacht wird, daß er immer *man* statt *ich* sagt, begründet er dies meist mit den Worten: *Das sagt man eben so.* Er will damit zum Ausdruck bringen, daß er sich nichts Besonderes dabei denkt, wenn er die Ich-Form vermeidet.

Tatsächlich zeigt sich aber, daß alle Kranken, die im man-Stil reden, etwas Gemeinsames haben. Sie leben in der ihnen nicht zum Bewußtsein kommenden Vorstellung, daß *man* am sichersten fährt, wenn *man* das tut, was *man*, d. h. alle tun. Diese Menschen sind Herdenmenschen, die sich nur wohlfühlen, wenn sie das tun, was in den Augen der anderen Billigung findet. Wenn ihnen der Rat gegeben werden muß, etwas zu tun, das von den üblichen Gepflogenheiten abweicht, werden sie häufig einwenden: *Aber was werden dann die anderen sagen?*

Es sind im Grunde ihres Herzens selbstunsichere Menschen, für die das Urteil *der anderen* sehr maßgeblich ist. Dementsprechend findet man unter ihren Beschwerden auch häufig Angst und innere Unruhe als körperliche Entsprechung.

Sie fragen auch nicht *was muß ich tun, um gesund zu werden?*, sondern *was muß man tun?* Dieser Frage liegt die Vorstellung zugrunde, die häufig anzutreffen ist, daß jeder Kranke mit *derselben* Krankheit gleich behandelt werden müsse. Denn für manchen medizinischen Laien ist Herzkrankheit gleich Herzkrankheit und Magengeschwür gleich Magengeschwür. Er meint, wenn man die Organdiagnose hat, hat man auch die Behandlung.

Der Erfahrene weiß, daß es zahlreiche verschiedene Herzkrankheiten gibt und daß selbst *dieselbe* Krankheit bei jedem Menschen sehr verschieden sein kann, da sie nicht nur in unterschiedlicher Stärke auftreten kann, sondern da auch die einzelnen Menschen sehr verschieden sind. Dabei spielt nicht nur das unterschiedliche Alter und Geschlecht eine Rolle, auch die Reaktionsweise ist je nach Konstitution, augenblicklicher körperlicher und seelischer Verfassung und den mannigfachen sonstigen Begleitumständen verschieden.

So mag das Wörtchen *man* als Beispiel dienen, daß die Art und Weise, wie sich der Kranke ausdrückt, tieferen Einblick in seine Persönlichkeitsstruktur gewähren kann, als er ahnt. Nicht nur das Gespräch, auch die Sprache selbst wird so zu einem der wichtigsten diagnostischen Hilfsmittel.

Verwechslung von Egoismus und Selbstsicherheit

Mancher man-Stil-Kranke begründet die Vermeidung des Wortes *ich* mit der Ansicht, es sei ein Zeichen von Egoismus, von sich selbst zu reden. Ein bescheidener Mensch sage nie *ich* und nur ein Egoist rede immer von sich. Obwohl es offenbar ist, daß hier mehrfache Begriffsverwechslungen vorliegen, sind solche Äußerungen doch sehr aufschlußreich, da sie ein deutliches Licht auf die Erziehung, Vorstellungskraft und die geistige Struktur dieses Menschen werfen.

Natürlich ist die Ausdrucksweise eines Menschen, der sagt, *ich* habe Kopfschmerzen, kein

Hinweis auf Egoismus. Einer, der sagt, *man hat Kopfschmerzen*, kann mindestens ebenso auf seinen eigenen Vorteil bedacht, also ein Egoist sein, wie jeder andere. Und schließlich kann auch jemand ständig im man-Stil reden und doch dabei in egoistischer Weise immer nur sich meinen.

Ein selbstsicherer und selbstbewußter Mensch ist ebensowenig wie eine in sich ruhende Persönlichkeit ein Egoist. Und ein Egoist, der ständig nur auf seinen Nutzen bedacht ist, ist sogar oft ein Mensch, der sich selbst noch nicht anerkannt hat und deshalb in Minderwertigkeitskomplexen steckengeblieben ist. Seine fehlerhafte Vorstellung, daß in der Erreichung materieller und persönlicher Vorteile etwas Erstrebenswertes liege, ist sogar häufig gerade ein Ausdruck dafür, daß er zu wenig zu *sich* gefunden hat.

Dieser Begriffsverwechslung von Egoismus und Selbstanerkennung begegnet man als Arzt nicht selten, wenn es darum geht, einen Menschen aus seiner Selbstunsicherheit zu befreien. Die Bejahung anderer Menschen in ihrem jeweiligen Sosein setzt nämlich die Bejahung der eigenen Person voraus. Da sich aber manche auf Grund falscher Vorstellungen scheuen, sich selbst zu bejahen, und dies fälschlicherweise für Egoismus halten, gelingt es ihnen nicht, zu einer

Anerkennung der anderen und damit der Welt überhaupt zu kommen. Sie haben es dann auch schwer, zu einer richtigen Beziehung zu Gott zu kommen; denn wer die Werke Gottes – und dazu gehört die eigene Person genauso wie der Mitmensch – ablehnt, kann schwer zu einer Anerkennung Gottes selbst kommen.

Hier setzen oft falsch verstandene Erziehungsmaßnahmen aus der Jugend Hemmungen, indem dem Kind die Vorstellung vermittelt wurde, es sei eine Tugend, nie von sich zu sprechen, nie sich in den Vordergrund zu stellen und immer hübsch bescheiden sich im Hintergrund zu halten, um kein *Egoist* zu werden. Welch verhängnisvolle Verwechslungen! Auf der anderen Seite wird vom selben Menschen verlangt, daß er sich in Konkurrenzsituationen bewährt und sich gegen andere siegreich behauptet. Auch den psychologisch wenig Geschulten wird es dann kaum wundern, wenn im Bewährungsfall neurotische Hemmungen und Minderwertigkeitskomplexe auftreten.

Die Überbewertung des Urteils „der anderen"

Der fehlende Mut, etwas zu tun, was der einzelne als richtig erkannt hat, auch wenn *die anderen* diese Handlung nicht verstehen, nicht billigen oder für falsch halten, braucht natürlich nicht immer im man-Stil zum Ausdruck zu kommen. Die Überbewertung des Urteils *der anderen* findet sich ebenfalls in der Lebensgeschichte vieler Kranker, die an Angst und innerer Unruhe leiden.

Wenn die Behandlung eine Änderung der Lebensführung nötig erscheinen läßt und der Kranke den entsprechenden Rat bekommt, scheitert die Durchführung häufig nicht an den Umständen, sondern an der Furcht des Kranken, etwas zu tun, wodurch er in den Augen *der anderen* vielleicht in ein schiefes Licht kommen könnte. Manchmal sind mit diesen *anderen* die Menschen überhaupt gemeint, manchmal wird dabei nur an einen bestimmten Personenkreis wie z. B. Verwandte gedacht, und manchmal entpuppen sich *die anderen* nur als ein bestimmter Mensch, dessen Urteil so überbewertet wird, als sei es die letzte entscheidende richterliche Instanz über das Leben.

Die Richtschnur für das Handeln ist dann bei diesen Menschen nicht das, was sie für richtig erkannt haben, sondern die Ansicht anderer. Man könnte sagen, sie leben nicht ihr eigenes Leben, sie leben das Leben anderer. Die vermeintliche Sicherheit, die sie dadurch zu gewinnen glauben, erkaufen sie mit der Selbstaufgabe, die sich in Angst äußert. Angst aber ist ein Hinweis auf Unsicherheit. Das Aufgeben der eigenen Persönlichkeit bringt nicht die erstrebte Sicherheit, sondern das Gegenteil. Nur der Mut, sich selbst zu leben, bringt die Sinnerfüllung des Lebens. Das Handeln nach den Gesetzen, die in jedem einzelnen liegen, setzt aber voraus, daß er diese Gesetze, d. h. sich selbst, kennt.

Selbstanerkennung tut not

Bemüht sich der Arzt, dem Kranken in seinem Streben nach Selbsterkenntnis zu helfen, so stößt er gerade bei diesen Menschen auf den Einwand, es widerstrebe ihnen, sich *immer* mit ihrer eigenen Person zu beschäftigen; dies sei so *egoistisch*. Sehen wir von der unrichtigen Verwendung von *egoistisch* ab, so hat der Kranke insofern ganz recht, als eine immerwährende Beschäftigung mit der eigenen Person ein unerträglicher und unerwünschter Zustand wäre. Der egozentrische Mensch hat nicht zu sich selbst und deshalb noch weniger zum anderen gefunden. Aber die Beschäftigung des Kranken mit der eigenen Person während einer ärztlichen

Behandlung sollte ja nur ein Durchgangsstadium sein, um gewisse Grundgesetze über den Menschen überhaupt und damit auch über sich selbst zu erkennen.

Dieses Stadium der Selbsterkenntnis und Selbstanerkennung kann nicht übergangen werden. Erst wenn es erreicht ist, wird der Mensch frei, sich in einer richtigen Weise den anderen zuzuwenden, um sie so zu nehmen, wie sie wirklich sind, während er sie bisher so erlebte, wie er gemeint hat, daß sie seien. Er wird dann nicht mehr ständig darunter leiden, daß die anderen so handeln, wie sie es tatsächlich tun, während er bisher erwartete, daß sie nach den Grundsätzen handeln müßten, die er in sie hineingedacht hat und die seinen Wünschen entgegenkamen. Er wird dann erkennen können, daß das bisherige Bild, das er sich von den Menschen machte, in bestimmten Bereichen eine Fiktion war, ein *erdichtetes* Bild, das der Wirklichkeit nicht entsprach.

Grund zum Ärger?

Geht man in diesem Sinne den Gründen nach, weshalb die Menschen *sich ärgern*, so begegnet man meist demselben Tatbestand: Der Mensch ärgert sich, wenn der andere sich anders verhält, als er erwartet hat. Er hat etwas anderes erwartet, da er stillschweigend angenommen hat, der andere würde so handeln, wie er selbst an dessen Stelle gehandelt hätte. Er projiziert unbewußt sein Denken in den anderen hinein. Praktisch bedeutet dies, daß er den anderen nicht richtig erkannt hat; er hat sich in gewissen Punkten in ihm getäuscht.

Der Ärger über den anderen ist daher nichts anderes als ein Ärger über sich selbst, nämlich über den eigenen Fehler, den anderen falsch beurteilt zu haben. Dieser Erkenntnismangel wird oft an dem Ausspruch deutlich: *Aber so etwas tut man doch nicht; ich jedenfalls würde so etwas niemals tun.* Aus dieser Äußerung geht klar hervor, daß der Betreffende erstens eine genormte Vorstellung in sich trägt, was *man* tut; er nimmt stillschweigend fälschlicherweise an, daß alle Menschen in derselben Situation gleich handeln würden. Und zweitens lebt er in der ihm unbewußten Täuschung, daß das, was er tun würde, das richtige wäre und daß – deshalb – auch alle anderen Menschen so handeln müßten. Welche Kette von *Fiktionen!* Man könnte sagen, daß ein solcher Mensch gar nicht in der Wirklichkeit lebt, sondern in einer von ihm erdachten Märchenwelt.

Ist unser Blick für diese Vorgänge geschult, so erleben wir täglich, daß viele Menschen in unserer Umgebung in einem solchen Gedankengebäude leben, das sie sich selbst errichtet haben und das sie für die Wirklichkeit halten, ohne erkennen zu können, welcher Täuschung sie unterliegen.

Der häufige alltägliche kleine Ärger, an dem sich die Menschen reiben, hat immer solche Hintergründe und ist zugleich ein indirekter Hinweis, wie wenig Menschen es gibt, die die Realität erkennen und anerkennen. Sie möchten ständig, daß die Dinge seien, wie sie sie haben möchten, und nicht, wie sie wirklich sind.

Eine Hausfrau ärgert sich, daß die Hausgehilfin es nicht so macht, wie sie es ihr schon oft gesagt hat. Sie meint: *Mir müßte man das nur einmal sagen, dann würde ich das richtig machen; aber meiner Hausgehilfin habe ich es schon hundertmal gesagt, und sie macht es immer noch falsch.* Auch hier setzt die Hausfrau stillschweigend voraus, daß sie und die Hausgehilfin gleich wären; sie erkennt den Unterschied nicht ausreichend, und nun ist sie böse und ärgert sich.

Durch unzählige ähnliche banale Begebenheiten lassen sich die Menschen laufend Ärger bereiten, dem nichts anderes zugrunde liegt als mangelnde Erkenntnis über den Menschen. Natürlich wäre das Zusammenleben der Menschen untereinander einfacher und reibungsloser, wenn alle sich an die Moralgesetze halten würden, wenn alle dieselbe Intelligenz hätten, wenn keiner etwas Unrechtes täte und wenn sie alle gleich wären. Dann täte wirklich jeder, was *man* tut, und es gäbe in einer so langweiligen, genormten Welt keinen Ärger mehr. Jeder weiß, daß die Wirklichkeit nicht so ist, und doch leben viele Menschen mehr oder weniger in dieser Fiktion, indem sie sich vor der Anerkennung der vollen Wirklichkeit verschließen, die sie im Innersten nicht wahrhaben wollen. Und so ärgern sie sich über die große *Ungerechtigkeit* auf dieser Welt und über nichtige Kleinigkeiten des Alltags.

Mangelnde Erkenntnis führt zu unnötigem Kräfteverbrauch

Es kam in erster Linie darauf an, zu zeigen, daß die letzte Ursache für die Spannungen des täglichen Lebens ganz allgemein in unzureichender Erkenntnis liegt. Auf gesundheitlichem Gebiet sind die Folgen ein ständiger unnötiger Verbrauch von Kräften, der sich als Müdigkeit, Schlappheit, Unlust und Kraftlosigkeit äußert. Wenn diese Symptome nicht durch Vitalstoffmangel bedingt oder nicht als übliche Begleiterscheinung einer bestehenden Erkrankung erklärbar sind, sondern wenn die Schwäche ohne sichtbaren Grund vorhanden ist, finden sich bei der Durchleuchtung des Lebens dieses Menschen immer Situationen, die einem ständigen Kampf gegen scheinbar unabänderliche Umstände gleichkommen. In diesem aussichtslosen Kampf verbraucht dieser Mensch sinnlos Kräfte, für die er keinen Gegenwert eintauscht. Was ihm dadurch verlorengeht, äußert sich eben als *unerklärbare* Schwäche. Werden die Hintergründe, wie so häufig, nicht erkannt, ist es nicht zu verwundern, wenn gegen diese rätselhafte Erkrankung ein ganzes Heer von Behandlungsmethoden aufgefahren wird, die zudem alle zur Erfolglosigkeit verurteilt sind.

Unerklärliche Schwäche, für die sich sonst kein Grund findet, verpflichtet daher zu einer gründlichen Durchforschung der weltanschaulichen Grundhaltung des Kranken. Es werden sich dann immer fehlerhafte Vorstellungen im oben beschriebenen Sinne finden.

Die Schwierigkeiten in der Behandlung liegen meist darin, daß der Kranke die Ursachen seiner Störungen in den Lebensumständen erblickt, die er für unabänderlich hält. Da er überzeugt ist, daß an den Verhältnissen nichts geändert werden kann, erzählt er sie dem Arzt meist gar nicht. Denn warum soll er den Arzt mit etwas belästigen, denkt er, woran auch der Arzt nichts ändern kann. Hier setzt die schwierige Aufgabe des Arztes ein, dem Kranken klarzumachen, daß zwar an den Verhältnissen wahrscheinlich nichts zu ändern ist, daß er aber seine Einstellung zu den Verhältnissen ändern muß.

Daß der Kranke selbst nie auf diese Idee kommt, hat einen Grund, dem wir immer wieder begegnen: Er hält seine Einstellung für so unfehlbar richtig, daß er schon jede Andeutung, man könne die Sache auch anders sehen, mitleidig oder entrüstet zurückweist. Mitleidig, weil er den Arzt bedauert, der so falsche Vorstellungen hat; entrüstet, weil er darin eine Kritik an seiner bisherigen Haltung sieht und weil er vielleicht im Unbewußten die Gefahr fühlt, zugeben zu müssen, daß sein bisheriges Leben auf falschen Voraussetzungen aufgebaut war. Diese Erkenntnis würde aber den Zusammenbruch seines bisherigen Weltbildes bedeuten, wogegen sich jeder bis zum äußersten wehrt.

Bei der mühseligen Erarbeitung eines neuen Weltbildes, das den Verhältnissen besser gerecht wird und eine Lösung ermöglicht, an die der Kranke nie gedacht hat, ergibt sich oft als Nebengewinn, daß sogar die Verhältnisse, die bisher so unwandelbar schienen, geändert werden können. Es zeigt sich dabei, daß die Verhältnisse nur in der bisherigen Betrachtungsweise als unveränderlich erschienen, daß sie in Wirklichkeit gar nicht so starr sind. Aber selbst bei Umständen, die sich tatsächlich nicht ändern lassen, bringt eine andere Einstellung dazu oft eine Lösung der bisher unlösbar scheinenden Probleme.

Die zerrüttete Ehe

So hält zum Beispiel manche Frau ihre zerrüttete Ehe, die längst keine echte mehr ist und so ihren Sinn verloren hat, aufrecht, nur weil sie der Ansicht ist, sie sei das Durchhalten ihren Kindern schuldig. Sie sieht dabei nicht, daß der Schaden, den ein Kind erleidet, wenn es jahrelang die gespannte Atmosphäre einer zerrütteten Ehe ertragen muß, viel größer sein kann als die Nachteile, die eine Scheidung mit sich bringt.

Eine andere Frau erträgt lieber körperliche und seelische Qualen ohne absehbares Ende, weil sie der Ansicht ist, der Mensch solle das nicht trennen, was Gott zusammengefügt hat. Es fehlt ihr die Erkenntnis, daß keine Berechtigung besteht, eine bereits zerstörte Ehe als von

Gott gewollt zu bezeichnen. Wenn man diese Umstände schon mit einem so allgemeinen Spruch bezeichnen wollte, dann würde es den Tatbestand besser treffen, wenn man diese Ehezustände als *vom Teufel gemacht* bezeichnen würde. Es ist widersinnig, sich auf Gott, Christentum oder religiöse Haltung zu berufen und damit die Aufrechterhaltung einer Hölle in einer Ehe zu begründen, welche nur noch Qual und Krankheit bringt.

Aber selbst, wenn die Frau sich schon bis zu dieser Erkenntnis durchgearbeitet hätte, hindern sie noch andere Erwägungen, sich zur Scheidung zu entschließen. Die Krankheit, die durch die zerstörte Ehe entstanden ist, erschwert nun ihrerseits wieder die Probleme. Einerseits ist nicht selten die Krankheit mit schuld daran, daß sich die Spannungen immer mehr verstärken, und andererseits sorgen die zunehmenden Spannungen dafür, daß die Krankheit sich verschlimmert. Der Ausweg aus dieser Kette ohne Ende scheint nur die Scheidung zu sein, falls der Grad der Zerrüttung so groß und die Art des Zerwürfnisses dergestalt ist, daß ein Zusammenleben auf einer anderen und erträglichen Ebene nicht mehr erreichbar erscheint.

Aber gerade die Krankheit wird nun von der Frau wieder als Grund angesehen, warum der

Weg zur Durchbrechung dieser endlosen Kette, nämlich die Scheidung, nicht in Frage kommt. Als Gesunde würde sie den Schritt zur Scheidung wagen, weil sie sich den Belastungen, die eine Scheidung mit sich bringt, gewachsen fühlen würde. Aber als Kranke fürchtet sie die Aufregungen, die das *Waschen der schmutzigen Wäsche* im Gerichtsverfahren mit sich bringt; und vor allem glaubt sie, den Lebensaufgaben nach der Scheidung als kranker Mensch nicht gewachsen zu sein. Sie kalkuliert also auch nach dem Wegfall der seelischen Belastung die Krankheit noch in ihr zukünftiges Leben ein, während die Scheidung ihr doch den Weg in die Gesundheit wieder freimachen soll.

Natürlich wird ihr die Scheidung allein die Gesundheit auch nicht wiederbringen; aber die neuen Erkenntnisse, die die Voraussetzung sind, daß sie überhaupt den Schritt zur Scheidung wagt, werden die Basis für eine Gesundung abgeben. Bleibt sie in den alten Vorstellungen verstrickt, wird sie weder zur Scheidung noch zu einer Gesundung kommen.

Erarbeitung neuer Erkenntnisse ist einer Operation vergleichbar

Dieses vereinfachte Modellbeispiel soll erläutern, daß der Mut zur Bewältigung scheinbar unlösbarer Verhältnisse immer neue Erkenntnisse voraussetzt. In Wirklichkeit ist es natürlich nicht so einfach, von seiten des Kranken, *neue Erkenntnisse* zu gewinnen, und von seiten des Arztes, sie zu vermitteln. Dieser oft mühselige Prozeß setzt eine große Geduld von seiten des Arztes und des Kranken voraus.

Je älter der Kranke ist, um so festgefahrener sind seine Vorstellungen, um so überzeugter ist er von der Richtigkeit seiner Anschauungen und um so schwieriger wird es sein, Schritt für Schritt sein Gebäude abzubauen und ein neues zu errichten.

Dieses Bild vom Gebäude läßt auch ahnen, wie gefährlich ein solches Unternehmen sein kann, wenn nämlich der Kranke die Behandlung abbricht, nachdem gerade begonnen wurde, sein Gebäude zu zerstören, ohne daß schon ein neues, stabileres errichtet werden konnte. Die Gefahr wäre nicht geringer, als wenn eine Operation vor ihrer Vollendung abgebrochen würde und der Kranke mit offenem Bauch vom Operationstisch liefe.

Vor Beginn der Behandlung muß sich der Arzt daher wohl überlegen, ob er nach dem Verhalten des Kranken glaubt, die Operation bis zum guten Ende durchführen zu können, oder ob er erwarten muß, daß der Kranke die Fähigkeit durchzuhalten nicht aufbringen wird.

Diese Frage steht während der Krankenhausbehandlung oft zur Entscheidung. Darf es gewagt werden, während einer kurzfristigen Krankenhausbehandlung Probleme anzuschneiden, die nach der Entlassung nicht zu Ende geführt werden?

Die Verneinung dieser Frage bedeutet einen bewußten Verzicht auf manche Heilung, wenn eine Anbehandlung die Gefahr der Krankheitsverschlimmerung mit sich brächte.

Von dieser verantwortungsvollen Entscheidung, vor der der Arzt steht, ahnt der Kranke nicht das geringste. Gerade deshalb soll sie hier angedeutet werden, damit der Kranke die Problematik nicht immer nur von seiner Sicht, sondern auch von der des Arztes aus sieht.

Die Einordnung neuer Erkenntnisse in das alte Denkgebäude

Es ist ohne weiteres verständlich, daß die Aussichten, wie weit eine Änderung der Weltanschauung des Kranken noch zu erreichen ist, in hohem Maße auch vom Alter des Kranken abhängig sind. Es ist ganz allgemein anzunehmen, daß eine Krankheit um so schwerer heilbar ist, je länger sie besteht, da sie dann auch schon weiter fortgeschritten ist. Daß die Wandlung der Weltanschauung mit zunehmendem Alter immer schwerer wird, hat aber noch andere Gründe.

Der menschliche Geist hat die Tendenz, neue Erfahrungen in das bereits vorhandene Denksystem, das durch frühere Erfahrungen entstanden ist, einzuordnen. Wenn zum Beispiel eine Mutter einer Tochter frühzeitig beibringt, daß alle Männer schlecht sind, und sie der Tochter anhand von Erfahrungsbeispielen dies *beweist*, dann wird diese Tochter alle Tatsachen, die in ihrem weiteren Leben die These der Mutter stützen, als Beweis für die Richtigkeit dieser These erleben. Tatsachen, die für das Gegenteil sprechen würden, werden nicht in gleichem Maße registriert, sie werden zum Teil gar nicht als Hinweis auf das Gegenteil erkannt, da eine gegenteilige These gar nicht existiert; in diese nicht vorhandene Rubrik kann also auch nichts eingeordnet werden. Das heißt praktisch, daß nur die Umstände, aus denen hervorgeht, daß Männer schlecht sind, registriert werden und als

Beweis für die Richtigkeit dieser These gewertet werden, während alle anderen Beispiele, die dafür sprechen würden, daß Männer nicht schlecht sind, gar nicht gesehen werden oder mit einfachen Argumenten in einen Beweis für das Gegenteil umgewandelt werden.

Auf Grund dieser – unbewußten – angeborenen Tendenz des Menschen, einmal gewonnene Vorstellungen festzuhalten und zusätzliche Beobachtungen zur Festigung und zum Ausbau dieser ursprünglichen Vorstellungen zu benützen, werden mit zunehmendem Alter sich immer mehr *Beweise* für die Richtigkeit dieser Vorstellungen angesammelt haben, während die *Gegenbeweise* nicht zum Bewußtsein kamen, auch wenn sie dem Menschen in Wirklichkeit genauso häufig begegnet sind wie die *Beweise.*

Hat eine Frau aus irgendwelchen Gründen Verdacht geschöpft, daß ihr Mann sie mit einer anderen Frau betrügt, dann wird es kaum eine Handlung ihres Mannes geben, auch wenn diese noch so harmlos ist, die von der Frau nicht als Beweis für seine Untreue gewertet wird. Kommt er zum Beispiel zur üblichen Zeit, wie gewohnt, nach Hause, kann sie argwöhnen, daß er absichtlich dieselbe Zeit einhält, um keinen Verdacht aufkommen zu lassen; kommt er etwas später, wird sie es als Beweis ansehen, daß er mit der anderen Frau verabredet war.

Die Verallgemeinerungstendenz

Auf allen Gebieten des menschlichen Lebens begegnen wir immer wieder diesen Tendenzen des menschlichen Geistes, alles Neue in bereits bestehende Systeme einzuordnen. Etwas Ähnliches liegt bei der Verallgemeinerungstendenz vor, der wir beim *man*-Denken begegnet sind. Hat ein junges Mädchen bei ihrem Freund ein bestimmtes Verhalten erlebt, so wird sie leicht geneigt sein, anzunehmen, daß alle Männer sich so verhalten. Diese unbewußte Verallgemeinerungstendenz kann so weit gehen, daß schon der Vorname eines Menschen genügt, um ihm mit Vorurteil zu begegnen, wenn auf Grund früherer Erlebnisse unangenehme Erinnerungen an jemand mit dem gleichen Vornamen zurückgeblieben sind.

Aus allen diesen Beobachtungen muß der Schluß gezogen werden, daß es zur Vorbeugung lebensbedingter Krankheiten nötig wäre, möglichst frühzeitig dafür zu sorgen, daß das Kind kein fiktives Weltbild vermittelt bekommt, sondern daß es ein Bild in sich trägt, das mit den Schöpfungsgesetzen in Übereinstimmung ist. Schon das Kind muß lernen, wie Gott den Menschen gemacht hat, wie der Mensch also wirklich ist; denn das Bild, das die Erwachsenen von ihm vermitteln, entspricht nicht der Wirklichkeit, sondern ist ein verzerrtes und vermenschlichtes Wunschbild.

Erlebnisse sind Prüfsteine für richtiges Weltbild

Weicht das Weltbild, das der Mensch in sich trägt, stark von der Wirklichkeit ab, so tritt dies nur dann in Erscheinung, wenn zur Bewältigung bestimmter Aufgaben ein richtiges Weltbild nötig ist. Erst wenn ein Mensch in die Notlage kommt, schwimmen zu müssen, wird es sich zeigen, daß er nicht schwimmen gelernt hat. Kommt er sein ganzes Leben nie in diese Lage, wird seine mangelhafte Vorbereitung für diesen Fall nie in Erscheinung treten. So kann es natürlich sein, daß jemand erst im fünfzigsten Lebensjahr in eine Situation gerät, in der es sich herausstellt, daß seine Erkenntnisse nicht ausreichen, um ihr gewachsen zu sein. Wer nicht zur Ehe kommt, wird nicht zeigen müssen, ob er ihr gewachsen wäre; aber auch der Unverheiratete muß seine Lektion gelernt haben, wenn er seine nicht weniger schwere Lebensaufgabe lösen will.

Auf alle Fälle aber gilt es, die Symptome zu kennen, die auf eine lebensbedingte Krankheit hinweisen, um so früh wie möglich die richtige Behandlung beginnen zu können. Sie muß in der Auffindung der falschen Vorstellungen bestehen, die dazu geführt haben, daß die Lösung der Lebensaufgaben Schwierigkeiten macht, und die sich in Störungen der Organfunktionen äußern.

Aus Sicherheit erwächst Lebensmut

Wer das tut, was er als richtig erkannt hat, auch wenn es das Gegenteil von dem ist, was die anderen tun oder was die anderen erwarten, muß eine Sicherheit in sich tragen, sonst hat er nicht den Mut zu einem solchen Handeln. Wer sein Handeln davon abhängig macht, was die anderen nach seiner Vorstellung von ihm erwarten, lebt in Unsicherheit. Er würde es als ein Wagnis empfinden, das zu tun, was er eigentlich möchte und was er auch tun würde, wenn es keine *anderen* gäbe. Er meint nun, es bedeute eine gewisse Sicherheit, wenn er das tut, was *man* tut. Dies ist aber ein großer Irrtum. Diese Sicherheit ist nur eine scheinbare. Sie beruht auf der falschen Annahme, daß das, was die Masse tut, richtig wäre. Und was richtig ist, bringt das Gefühl der Sicherheit. Aber die Wahrheit liegt nicht bei der Masse. Etwas ist nicht deshalb richtig, weil die meisten es so machen. Auf dem Ernährungsgebiet haben wir genügend Beispiele dafür gesehen.

Je unsicherer der Mensch sich fühlt, um so mehr strebt er nach Sicherheit. Es gibt mehrere Hinweise dafür, daß die Menschheit noch nie in einem solchen Unsicherheitsgefühl gelebt hat wie heute. Die Zahl der Kranken, die über eine unbestimmte innere Angst klagen, ist in den letzten Jahrzehnten ständig im Steigen begriffen. Dementsprechend bietet auch die pharmazeutische Industrie immer mehr Arzneimittel gegen Angst-, Spannungs- und Unruhezustände an. Die Zahl der Patienten, die angeben, ohne die Arzneimittel könnten sie nicht mehr leben, wächst rapide; immer jüngere Lebensalter werden ergriffen.

Versicherungen als Zeichen der Unsicherheit

So ist es auch kein Zufall, daß immer mehr Versicherungseinrichtungen auftreten. Wir leben im *Zeitalter der Versicherungen.* Wer sicher ist, braucht keine Versicherung. Das Wachstum der Versicherungen aller Arten und die Entdeckung immer neuer Unsicherheiten, gegen die man sich versichern kann, ist nicht nur ein Zeichen der Tüchtigkeit dieser Geschäftsleute, sondern eben auch der Ausdruck für die zunehmende Unsicherheit. Man *versichert sich* als Sicherung gegen die Unsicherheit. Auch auf diesem Gebiet sind es nur wenige, die durchschauen, daß die Einrichtung der Versicherungen nur eine scheinbare Sicherheit bedeutet, die aber auf der anderen Seite die Gefährlichkeit in sich birgt, daß durch Vortäuschung einer Sicherheit nichts gegen die wahren Ursachen der Unsicherheit unternommen wird.

Das Unmoralische und Unsoziale der Krankenversicherungen

Auf dem Gebiet der *Krankenversicherungen* ist dies besonders klar erkennbar. Man sagt zwar, der Versicherte sei gegen Krankheit versichert, was eigentlich bedeuten sollte, daß er nach Eintritt in die Versicherung nicht mehr krank wird. In Wirklichkeit bedeutet es nur, daß er im Krankheitsfall einen finanziellen Vorteil hat.

Denn wenn er nicht krank wird, ist all das viele Geld, das er im Laufe der Jahre eingezahlt hat, für immer verloren. Kranksein wird belohnt, Gesundsein und Gesundbleiben wird bestraft.

Dieser Ansporn zum Kranksein, um wenigstens einen Teil des eingezahlten Geldes zu retten, liegt gleichermaßen bei den *sozialen* wie bei den privaten Krankenversicherungen vor.

Neben dieser *unmoralischen* Seite hat das Krankenversicherungswesen noch eine *unsoziale*. Wer auf seine Gesundheit vorsorglich bedacht ist und dadurch gesund bleibt, bezahlt als Strafe die Kosten des Unbekümmerten und Rücksichtslosen, der durch ungesunde Lebensweise, falsche Ernährung, Rauchen, Trinken etc. krank geworden ist.

Dieses System der Krankenversicherungen mag zur Zeit ihrer Gründung eine Berechtigung gehabt haben, als es noch keine Zivilisationskrankheiten gab und die selbstverschuldeten und durch ungesunde Lebensweise hervorgerufenen Krankheiten noch keine Rolle spielten und die Morbidität (Krankheitsziffer) noch bei 1% lag. Aber heute trägt dieses veraltete System durch die Prämierung der Krankheit dazu bei, daß die Notwendigkeit einer Gesundheitsvorsorge nicht genügend erkannt und diese daher auch nicht mit dem nötigen Nachdruck erstrebt wird. Aber selbst sofern die Notwendigkeit erkannt wird, wird eine Vorsorge gar nicht ernstlich gewünscht, solange die Krankheit für beide Teile Vorteile bringt.

Die Lösung des Krankenversicherungsproblems: Die Gesundheitskasse

Die Beseitigung dieser ungesunden Verhältnisse kann nur ein System bringen, in dem das Gesundbleiben prämiert wird. Dies ist die Gesundheitskasse, in der dem Versicherten ein großer Teil des eingezahlten Geldes erhalten bleibt, solange er gesund bleibt. Im Krankheitsfalle muß er die dadurch entstehenden Kosten von seinem Versicherungs-Sparkonto bezahlen, dessen Verwendung für andere Zwecke gesperrt ist. Hat das Versicherungs-Sparkonto einen bestimmten Betrag erreicht, muß hierauf nichts mehr eingezahlt werden. Tritt der Krankheitsfall zu einer Zeit ein, wo der Sparende noch nicht genug Kapital auf dem eigenen Konto hat, werden die Leistungen aus einem Risikofond getragen, in dem ein kleiner Teil der monatlichen Prämien einfließt (ca. 25%). Wird die Errichtung eines solchen Sparsystems mit der Aufklärung über Krankheitsvorbeugung kombiniert, so wird sich bald eine stetige Besserung des Gesundheitszustandes im Volke zeigen.

Krankenversicherung wirkt krankheitsfördernd

Das Gefühl der Unsicherheit ist die Voraussetzung für das Florieren einer Versicherung. Daß wir im Zeitalter der Versicherungen leben, ist nicht ein Zeichen der Sicherheit, wie viele meinen, sondern im Gegenteil der wachsenden allgemeinen Unsicherheit. Dadurch, daß die Versicherung den Schein einer Sicherheit erweckt, bewirkt sie indirekt, daß die Menschen davon abgehalten werden, die Notwendigkeit der Krankheitsvorbeugung zu erkennen.

Auf diese Weise trägt die Krankenversicherung zur Behinderung der Prophylaxe und damit indirekt zur Krankheitsförderung bei.

Es sind aber noch mehr Punkte aufzuführen, aus denen hervorgeht, daß das derzeitige Krankenversicherungssystem zur Krankheitsverschlimmerung beiträgt. Dies gilt besonders für die *privaten Krankenversicherungen.* Kaum liegt der Patient im Krankenhaus, kommt zu der Sorge um die Krankheit noch der Ärger durch promt eintreffende Schreiben der Krankenversicherung, in denen sie auf einige Paragraphen hinweist, auf Grund derer sie nicht verpflichtet sei, die anfallenden Kosten zu erstatten. Dieser Ärger der Patienten über die privaten Krankenversicherungen, die sich durch ein raffiniertes System ausgeklügelter und juristisch gesicherter Klauseln vielseitige Möglichkeiten geschaffen haben, möglichst viele Krankheitsfälle von der Kostenerstattung auszuschließen, trägt natürlich nicht zur raschen Gesundung bei, sondern wirkt in vielen Fällen verlängernd auf den Krankenhausaufenthalt. Darüber hinaus zeigen die Weigerungen der Kostenerstattung unter Hinweis auf bestimmte Paragraphen der Versicherungsbedingungen, daß auch auf finanziellem Gebiet die Sicherheit durch eine Krankenversicherung nur sehr beschränkt ist. Auch hier überwiegt die Unsicherheit, das heißt, der Versicherte ist nicht sicher, ob er im Falle schwerer Krankheit sich auf die Kostenerstattung verlassen kann.

Daß aber eine Krankenversicherung für die Versicherten nie ein vorteilhaftes Geschäft sein kann, wird auch dem Gutgläubigsten beim Anblick der Paläste der Versicherungsgesellschaften aufgehen. Sie sind ein sichtbarer Beweis dafür, daß die Rechnung der Versicherten niemals aufgehen kann, wenn sie fälschlich annehmen, das eingezahlte Geld wieder in vollem Umfang im Krankheitsfall zurückzubekommen. Wovon sollen denn die Versicherungsgebäude und die darin beschäftigten Angestellten bezahlt werden, wenn nicht vom eingezahlten Geld, das für den Versicherten in jedem Fall verloren ist?

Wissen um Krankheitsursachen ist beste Krankenversicherung

Sicheres Wissen, woher Krankheiten kommen und wie sie mit Sicherheit zu vermeiden sind, ist die beste Krankenversicherung. Wer Vertrauen hat zu den unerbittlichen Naturgesetzen, braucht keine Krankenversicherung, mindestens keine, die die Krankheit belohnt. Er wird für unverschuldete Unglücksfälle eine Vorsorge treffen, indem er sich einen eigenen Spargroschen anlegt. Es gibt heute bereits Gesundheitssparkassen, die das ungesunde System der Krankheitsprämierung aufgegeben haben und die Gesundheit prämieren. Es sind die freiwilligen Unterstützungskassen, bei denen dem Kranken das Geld, das er auf ein Konto einzahlt, nicht verlorengeht.

Ein Test für Lebensauffassung: Die Schwangerschaft

Schwangerschaft als Gradmesser für das Geborgenheitsgefühl

Es gibt noch andere Merkmale für das mangelnde Vertrauen zur Zukunft, das uns in der Krankheit als Angst begegnet. Der Mut zur *Schwangerschaft* ist eines der sichersten und einfachsten Gradmesser für das Geborgenheitsgefühl des Menschen in dieser (feindlichen) Welt. Die Beteuerung einer Frau, daß sie fest im Glauben und ganz auf christlichem Boden stehe oder daß sie ein tief religiöser Mensch sei, kann an nichts so leicht auf ihren Wahrheitsgehalt geprüft werden, als an der Frage, ob sie zu noch einer Schwangerschaft bereit sei. Wenn sie ein zweites Kind strikt ablehnt, sind ihre Beteuerungen als leere Worte entlarvt, wenn sie auch noch so viele Gründe anführt, die beweisen sollen, daß die Umstände bei ihr eine weitere Schwangerschaft ganz unmöglich machen. Geht man der Sache auf den Grund, so zeigt sich bald, daß die vorgebrachten Gründe nur Vorwände sind, an die sie allerdings mehr oder weniger selbst glaubt.

Es ist kennzeichnend, daß jede Begründung, mit der eine Schwangerschaft abgelehnt wird, mit den Worten beginnt: *Ich habe Angst, daß...«*. Die Frau hat Angst, daß ihre Mutter oder andere Leute dagegen sind, daß sie nicht genug Geld hat, daß die Wohnung zu klein ist, daß sie ihre schöne Figur verliert, daß sie den Kinderlärm nicht vertragen kann, daß es ihr *zu viel wird* oder daß sie ihrer Gesundheit schadet. Und wenn der Mann dagegen ist, fürchtet sie, sich ohne Zerwürfnis nicht durchsetzen zu können.

Bietet man ihr zur Probe das fehlende Geld an oder stellt man ihr eine größere Wohnung in Aussicht, so wagt sie die Schwangerschaft doch nicht, ein Beweis, daß diese äußeren Umstände nur vorgeschobene Gründe sind, hinter denen ein im tieferen Grund mangelndes Vertrauen in die Zukunft steckt.

Es gibt wenige Fragen, an denen man so rasch die Geisteshaltung oder weltanschauliche Einstellung eines Menschen zu grundsätzlichen Lebensfragen erkennen kann, wie an der Einstellung zur Schwangerschaft. Wagt die Frau eine Schwangerschaft nicht, weil sie das Urteil der Mutter fürchtet, gibt sie damit zu erkennen, daß sie nicht die Reife hat, ihr Leben nach ihren Wünschen und Vorstellungen zu gestalten, sondern daß sie ein Leben von Mutters Gnaden lebt. Sie handelt, als ob sie noch das *Kind* ihrer Mutter wäre, während sie doch eine erwachsene Tochter ist. Die Lösung von der Elternbindung hat dann noch nicht stattgefunden; wir werden weiter unten sehen, daß dies ein freies und glückliches Leben unmöglich macht.

Ähnliche Unfreiheit liegt zugrunde, wenn eine Frau die Schwangerschaft nicht wagt, weil vielleicht andere Leute sich darüber aufregen könnten. Auch diese Frau ist nicht bereit, nach den Grundsätzen zu handeln, die sie für richtig hält, und das zu tun, wonach ihr Herz steht. Die höhere Bewertung des Urteils anderer als die eigener Wünsche entspringt einem Minderwertigkeitsgefühl, das wiederum Zeichen einer Selbstunsicherheit ist. Die Ursache dieser Selbstunsicherheit liegt in den Erlebnissen der Vergangenheit, die zu dem schiefen Weltbild geführt haben. Die hohe Meinung von dem Urteil der anderen beruht natürlich nie darauf, daß die anderen wirklich klüger sind und eben bessere Beurteilungsfähigkeit haben. Denn meistens existiert ein solches Urteil der *anderen* in Wirklichkeit gar nicht; es besteht nur in der Vorstellung des Unsicheren.

Die feindliche Welt der „anderen“

Drängt man darauf, daß der Kranke genau angibt, aus welchen Personen *die anderen* sich im konkreten Fall zusammensetzen, so lösen sich die fiktiven *anderen* entweder in eine oder zwei bestimmte Personen auf, denen gegenüber der Kranke sich unsicher fühlt, oder er kann überhaupt keine bestimmten Personen nennen, sondern versteht unter den anderen eben die anonyme Allgemeinheit. Aber gerade eine solche Allgemeinheit, die ein einheitliches Urteil hat, existiert in Wirklichkeit nicht; denn in der Masse, die aus vielen einzelnen besteht, kann jeder ein anderes Urteil haben.

Man spricht zwar von einer *allgemeinen Ansicht* und meint damit die Ansicht, die üblicherweise die meisten vertreten; dies darf uns aber nicht darüber hinwegtäuschen, daß das Urteil *der anderen* eine Fiktion, das heißt nur eine in der Vorstellung bestehende Annahme, ist. Bei Menschen, die als Begründung ihrer Verhaltensweisen immer die anderen anführen, findet man ein Weltbild, das man vereinfacht folgendermaßen beschreiben könnte: Auf der einen Seite bin ich, auf der anderen Seite stehen die anderen. Die anderen sind die feindliche Welt, gegen die es unermüdlich zu kämpfen, anzugehen und sich durchzusetzen gilt. Die zwangsläufige Folge ist, daß eine solche Vorstellung den Menschen ständig eine Angriffs- und Abwehrstellung einnehmen läßt. Es ist dabei nicht verwunderlich, wenn solche Menschen unter einem ständigen Müdigkeits- und Erschöpfungsgefühl leiden. Denn in diesem sinnlosen Kampf werden unnötige Kräfte verbraucht, für die keine Gegenleistung erfolgt.

Wie ermüdend und quälend muß es sein, das tägliche Leben als einen ständigen Kampf gegen vermeintliche Widersacher, gegen die anderen, gegen die feindliche Umwelt zu empfinden! Wieviel Kraft wächst dagegen demjenigen zu, der das Leben jeden Tag als wunderbares Geschenk des Schöpfers entgegennimmt, indem er nach seinen Fähigkeiten und Möglichkeiten mitwirken und sich bewähren darf – nicht muß! In diesem Weltbild werden dann die anderen Menschen nicht als Erschwerung und Last empfunden, sondern als Bereicherung und das Eigentliche, was das Leben erst lebenswert macht.

Kinder- oder Güterreichtum?

Wird die Schwangerschaft abgelehnt, weil das nötige Geld für ein zweites Kind nicht vorhanden sei, so erweist sich auch diese Begründung meist als Vorwand. Denn wie oft finden wir mehrere Kinder bei wenig begüterten Eltern, die nach ihren finanziellen Verhältnissen wirklich Grund hätten, die Kinderzahl zu beschränken. Hier ist die Grundeinstellung entscheidend, ob Kinder oder Geld bzw. Güter höher bewertet werden.

Dasselbe gilt für die Entscheidung: Kind oder Bequemlichkeit. Wer Kinder hat, muß eine Zeitlang auf die Erfüllung mancher persönlicher Wünsche verzichten. Die Entscheidung, höheres Bankkonto, mehr Bequemlichkeit, Erfüllung eigener Wünsche oder Reichtum durch Kinder, ist ein untrüglicher Prüfstein für die weltanschauliche Grundhaltung des einzelnen.

So ist die sinkende Kinderzahl der heutigen Zeit trotz (wegen) hohen Lebensstandards ein indirektes Zeichen für die zunehmende Höherbewertung materieller Werte und von Äußerlichkeiten. Sie ist nicht so sehr eine Folge der zunehmenden Perfektionierung der Geburtenverhütung als vielmehr der Ausdruck veränderter Mentalität. Die Erfindung und Anwendung der Antibabypille geschah, als die Zeit dafür reif war. Jedes Zeitalter hat die seiner religiösen Grundhaltung entsprechenden Kennzeichen. So kann sich unsere *Epoche der Anbetung der Technik* rühmen, das Massenvernichtungsmittel der

Atombombe zu billigen, ohne daß sich ein Sturm der Entrüstung erhebt; man hat die *humane* Möglichkeit, unliebsame Völker durch kostenlose Einführung der Antibabypille auszulöschen; die satten Völker gehen durch die Verfeinerung ihrer Nahrungsmittel, die sie in Genußmittel verwandeln und von denen sie nicht genug vertilgen können, den Weg des Siechtums, während die übrigen Hunger leiden.

Für den Griff nach den Sternen ist Geld in unbegrenzter Menge vorhanden; für die Schaffung einer gerechten Ordnung auf der Erde fehlen aber alle Mittel. Daß diese Entwicklung von den meisten als Fortschritt angesehen wird und als unabänderlich hingenommen und gebilligt wird, ist ein klassisches Zeichen für die materialistische Oberflächlichkeit und den Verlust der Religiosität unserer Zeit. Die Vertrauenslosigkeit des einzelnen und sein angstvolles Verhalten in entscheidenden Fragen des Lebens sind der beredte Ausdruck dafür.

Nicht die Schwangerschaft, sondern die dabei gemachten Fehler verursachen Krankheit

Die Angst vor der Gefährdung der Gesundheit durch eine Schwangerschaft ist ein besonders häufiger Grund für die Verhütung. Gerade dieser Punkt zeigt mit erschreckender Deutlichkeit die weitreichenden Auswirkungen mangelnden Wissens über biologische Grundtatsachen. Die täglichen Beobachtungen, daß kaum mehr eine Schwangerschaft ohne Komplikationen verläuft, führen das Volk verständlicherweise allmählich zu der Auffassung, daß Schwangerschaft und Geburt gleichbedeutend seien mit Schädigung der Gesundheit der Mutter bis zur Lebensbedrohung.

Wie oft kann man in der Vorgeschichte hören, daß eine Frau seit der Schwangerschaft krank ist und ihre frühere Frische nicht wiedererreicht hat. In merkwürdigem Widerspruch dazu steht die Tatsache, daß die Frauen früher eine große Zahl von Kindern hatten und trotzdem bis ins hohe Alter leistungsfähig waren. Sie hatten auch noch im hohen Alter trotz vieler Schwangerschaften ihre eigenen Zähne, während heute die Frauen sagen, jede Schwangerschaft koste einen Zahn.

Weder ist im Tierreich die Fortpflanzung zwangsläufig mit Krankheit und Lebensgefährdung gekoppelt, noch bedeutet die Blüte und Fruchtbildung für die Pflanze eine Zeit der Schädigung und der Gesundheitsbedrohung. Man spricht im Gegenteil gerade von *Blütezeit* als

Symbol für den Zustand höchster Entfaltung. Niemand denkt dabei im geringsten daran, daß darin eine Bedrohung und Gefährdung eingeschlossen sei. Und doch hat es den Anschein, als sei die Frau durch die Schwangerschaft bedroht und büße mit Sicherheit etwas von ihrer Gesundheit ein.

In Wirklichkeit ist die Frau nicht *durch* die Schwangerschaft gefährdet, sondern *in* der Schwangerschaft durch die Fehler in der Lebensführung. Im 1. Band der Buchreihe haben wir erfahren, daß fast alle Schädigungen in der Schwangerschaft durch die übliche Zivilisationskost verursacht werden und mit absoluter Sicherheit durch Vollgetreide, Frischkostzulagen, naturbelassene Fette und Vermeidung von Auszugsmehlen und Fabrikzucker verhütet werden können. Dadurch, daß die Frauen über diese einfachen, aber entscheidenden Zusammenhänge nicht aufgeklärt werden, kommt es zu der falschen Ansicht, die Schwangerschaft selbst sei es, welche die Gesundheitsschäden hervorrufe. So ist es begreiflich, daß die Unkenntnis über die wahren Schadensursachen zur Angst vor der Schwangerschaft führt.

Das Problem wird dadurch ganz besonders kompliziert, daß infolge der unheilvollen Spezialisierung in der Medizin leider auch die meisten Ärzte über die Zusammenhänge zwischen Ernährung und den Komplikationen in der Schwangerschaft, unter der Geburt, im Wochenbett und während der Stillzeit nicht genügend unterrichtet werden. Hat eine Frau im ersten Wochenbett zum Beispiel eine schwere Beckenthrombose durchgemacht, so ist es selbstverständlich, daß der Arzt, der nicht weiß, daß durch eine richtige Ernährung diese Komplikation mit absoluter Sicherheit verhütet worden wäre, vor einer erneuten Schwangerschaft aufs eindringlichste warnt.

Der in Ernährungsfragen Erfahrene kann aber dieser Frau die Garantie geben, daß sie bei einer erneuten Schwangerschaft auf keinen Fall eine Thrombose bekommen kann, wenn sie sich genau an die Ernährungsvorschriften hält. Auch die erste Thrombose hätte mit Sicherheit verhütet werden können, wenn die Schwangere über die nötige Ernährung aufgeklärt gewesen wäre.

Daß die Schwangerschaft die Blütezeit und Hochform für die Frau bedeutet, geht auch daraus hervor, daß manche Krankheit durch eine Schwangerschaft geheilt oder erheblich gebessert werden kann. Dies gilt zum Beispiel für manche Störungen der innersekretorischen Drüsen, die sich von Schwangerschaft zu Schwangerschaft mit Sicherheit verschlimmern, falls die übliche zivilisatorische Nahrung genossen wird. Wird dagegen Vollwertkost im obigen Sinne verabreicht, bessert sich die Störung gerade durch die Schwangerschaft. Was zu normalen Zeiten sich nachteilig bzw. vorteilhaft auswirkt, vollzieht sich in der Schwangerschaft in weitaus stärkerem Maße. So kann man sagen, daß die Schwangerschaft ein hervorragender Test für richtige bzw. falsche Lebensführung ist.

Vollwertkost in der Schwangerschaft erhält schöne Körperformen

Immer wieder hört man die Ansicht, die Schwangerschaft verderbe die Figur der Frau. Hier liegt ein ähnlicher Irrtum vor. Kein im Freien lebendes Tier wird durch die Fortpflanzung verunstaltet; und wir wissen aus den Schriften des Altertums, daß die Reize der reifen Frau, die geboren hatte, besonders gerühmt wurden, so daß die ältere Frau eine ernste Konkurrentin für die jüngere blieb. Man denke an die Freier der Penelope. Tatsächlich trifft man aber heute nur wenige Frauen, die nicht nach einer Schwangerschaft unschöne Proportionen bekommen. Aber daran ist nicht die Schwangerschaft schuld, sondern einzig und allein der Vitalstoffmangel der zivilisatorischen Kost. Der Beweis ist leicht zu bringen: Biologisch vollwertige Kost in der Schwangerschaft erhält die weiblichen Formen bzw. bringt sie zur vollendeten Entwicklung.

Die Unkenntnis dieser Zusammenhänge führt dann zu der falschen Vorstellung, das Stillen mache die Brüste häßlich. Auch hier ist gerade das Gegenteil der Fall. Obwohl die meisten Mütter heute nicht mehr stillen, verlieren ihre Brüste noch mehr an Form, nachdem sie meist durch das jahrelange Tragen von Büstenhaltern schon schlaff geworden sind. Dagegen kann die Frau, die in der Schwangerschaft eine Vollwertkost zu sich genommen hat, den Säugling stillen, was die Brust erst zur vollen Entwicklung bringt. Gymnastik und ausreichende Körperbewegung sind allein nicht imstande, Verunstaltungen der Körperformen auch außerhalb der Schwangerschaft zu verhindern oder zu beseitigen. Die häßlichen Formen, die durch zivilisatorische Kost entstehen, sind nur durch Vollwertkost zu verhüten oder, falls sie noch nicht zu lange bestehen, zu bessern, aber niemals durch Gymnastik allein. Gymnastik bei Zivilisationskost bleibt erfolglos, Vollwertkost ohne Gymnastik ist erfolgreich; bei Vollwertkost ist Gymnastik eine hervorragende Unterstützung zur Erreichung schöner Körperformen.

Stillen schwächt nicht

Ebensowenig wie das Stillen die Form der Brüste unschön macht, ist es imstande, die Frau zu schwächen. Falls eine Frau sich in der Stillzeit schwach fühlt, ist dies ein Krankheitszeichen und hat mit dem Vorgang der Milcherzeugung in der Brustdrüse überhaupt nichts zu tun. Meist ist auch diese Schwäche, wenn sie nicht Begleiterscheinung einer sonstigen Erkrankung ist, die Folge des schon in der Schwangerschaft vorhandenen Vitalstoffmangels, sie gehört also als weiteres Symptom zu den zahlreichen anderen in und nach der Schwangerschaft auftretenden Schäden durch Zivilisationskost. Da die Frau aber von diesen Zusammenhängen nichts weiß, sieht sie im Stillen die Ursache für ihre Schwäche. Es ist immer wieder dieselbe Sache: Die Unkenntnis der wahren Krankheitsursachen führt dazu, daß natürliche biologische Abläufe beschuldigt werden, die Ursachen von Krankheiten zu sein. Bei einer Kuh, die jahrelang Milch gibt, kommt niemand auf die Idee, darin eine Gefahr für die Gesundheit der Kuh oder eine Ursache für eine Kuhschwäche zu sehen.

Eine Vermittlung dieses Wissens ist imstande, vielen Frauen die Angst vor den Gefahren der Schwangerschaft zu nehmen und sie auch wirklich vor Schäden, die sich sonst über das ganze Leben hinziehen können, mit Sicherheit zu bewahren.

Wenn dieses Wissen noch durch die hervorragende Methode der *schmerzlosen Geburt* nach Read ergänzt wird, dann werden die Schwangerschaft und Geburt wieder zu den Höhepunkten in dem Leben der Frau, wie es ursprünglich von der Schöpfung gemeint war, und nicht, wie es zur Zeit ist, zu dem Inbegriff von Bedrohung, Angst und Gefährdung.

Die Einstellung des Mannes zur Schwangerschaft

Die Einstellung zur Schwangerschaft kann natürlich nicht nur bei der Frau, sondern in ähnlicher Weise auch beim Mann als Test für seine Weltanschauung benützt werden. Die Folgen der Schwangerschaft, nämlich das Kind, sind von Mann und Frau zu tragen. Aber auch allein die Angst vor dem vermeintlichen Schönheitsverlust durch die Schwangerschaft bedrängt manchen Mann mehr als die Frau selbst. Man hört deshalb nicht selten, daß die Frau eine Schwangerschaft ablehnt, weil sie fürchtet, ihr Mann würde sie nicht mehr *lieben* wie vorher, wenn sie ihre schöne Gestalt verlöre.

Solche Frauen haben also noch die kindliche Auffassung, daß Liebe etwas Körperliches sei. Sie haben noch nicht begriffen, daß die Liebe etwas ist, was sich auf geistig-seelischer Ebene abspielt. Was sich im körperlichen Bereich abspielt, ist nicht das primäre, sondern nur eine sichtbare Ausdrucksform eines seelischen Zustandes und Vorganges, eben der Liebe. Diese Verwechslung ist heute leider an der Tagesordnung, da in der Presse, im Rundfunk und Fernsehen das Wort Liebe im gleichen Maße für den seelischen Bereich wie für den Vorgang der körperlichen Vereinigung benutzt wird.

Immer wieder stoßen wir auf Mißverständnisse durch Begriffe oder Benützung von Begriffen in mehrfacher Bedeutung. Wenn ein Mann eine Frau ihres veränderten Körpers wegen nicht mehr liebt, dann war das, was er vorher für Liebe hielt, etwas anderes, vielleicht vorwiegend Sinnlichkeit. Die veränderte Körperform ist dann nicht *die Ursache* verringerter Liebe, sondern bringt nur das an den Tag, was schon vorher bestand.

Der kinderfeindliche Mann ein schlechter Ehepartner

Manche Frau verzichtet auf die Erfüllung ihres Wunsches nach mehreren Kindern, da der Mann dagegen ist, obwohl sie erkannt hat, daß das Einzelkind eine unbefriedigende Lösung ist. Der Grund, weshalb diese Männer Kinderfeinde sind, liegt fast immer in echtem Egoismus. Sie fürchten, etwas in ihrer Bequemlichkeit einbüßen zu müssen und ihre philisterhaften Gewohnheiten, die ihr Hauptliebesobjekt sind, aufgeben zu müssen. Die Ehefrauen, die den egoistischen Forderungen dieser Männer nachgeben und damit ihr eigenes Glück verringern, tun ihrem Mann einen schlechten Dienst. Sie verzichten nicht nur auf die Erfüllung der Wünsche, die sie sich durch die Ehe erhofft haben, sondern versagen auch in ihrer Aufgabe, den Partner aus seiner Ichhaftigkeit herauszuführen.

Die Strafe dafür ist, daß der Mann das Glück, das er sich durch die Kinderverhütung erhofft, nicht erreicht. Denn es wird sich auch auf vielen anderen Gebieten des ehelichen Zusammenlebens zeigen, daß sich letzten Endes alles der rücksichtslosen Befriedigung seiner Wünsche unterzuordnen hat. Diese egozentrische Basis hat aber noch niemand Zufriedenheit gebracht, und es ist kaum anzunehmen, daß sich eine Frau glücklich fühlt, die mit einem solchen Menschen zusammengekettet ist.

Das Einzelkind

Bei dieser Gelegenheit noch einige Worte zum Einzelkind und der Kinderzahl. Es ist zwar über die Nachteile des Einzelkindes schon viel geschrieben worden, und die Eltern geben auch meist zu, daß es ihnen bekannt sei, daß es ein Einzelkind schwerer habe. Trotzdem verteidigen sie ihr Einkindsystem sehr energisch, wobei sich zeigt, daß sie das Wesentliche nicht begriffen haben.

Die Mutter fürchtet meist die *Mehrarbeit*, die das zweite oder gar das dritte Kind brächte, wo doch schon das erste sie so belastet, daß sie sich überfordert fühlt. Dabei muß man sich sofort fragen, wodurch diese Frau so geschwächt ist, daß die Arbeit, die ein Kind mit sich bringt, für sie zu viel ist. Dabei wird sich herausstellen, daß sie entweder krank oder durch bestimmte Fehler in der Lebensführung geschwächt ist. In beiden Fällen wäre es nötig, diese Umstände zu beseitigen. Sehr häufig könnte es durch Richtigstellung der Fehler in der Lebensführung nicht nur zu einer Wiederherstellung der Leistungsfähigkeit, sondern auch zur Heilung der Krankheit kommen. Man sieht, daß auch die Fragen um die Anzahl der Kinder wieder mit der allgemeinen bzw. gesunden Lebensführung so eng verknüpft sind, daß sie nicht isoliert für sich betrachtet werden können.

Bestehen keine Hinderungsgründe für ein zweites Kind, die im Gesundheitszustand der Frau liegen, so kann es doch sein, daß die Mutter die Mehrarbeit durch mehr Kinder fürchtet, da sie annimmt, daß zwei Kinder doppelte Arbeit von einem und drei Kinder die dreifache Arbeit bringen. Diese Rechnung stimmt aber keineswegs, was die Erziehungsarbeit und den Zeitaufwand für die Beaufsichtigung der Kinder betrifft.

Das Einzelkind, das keinen Spielgefährten hat, verlangt von der Mutter sogar mehr Aufsicht als zwei und drei Kinder, die sich gegenseitig beschäftigen. Die Geschwister bedeuten in dieser Hinsicht eine erhebliche Entlastung der Mutter und nicht eine mehrfache Arbeit. Dazu kommt, daß die Geschwister sich gegenseitig erziehen und abschleifen.

Die beste Erziehung durch vollendete Pädagogen kann beim Einzelkind niemals das erreichen, was das Sicheinfügenmüssen in einen Geschwisterkreis vermag. Das Kind, das Geschwister hat, wird frühzeitig all den Aufgaben gegenübergestellt, die es im Erwachsenenalter in abgewandelter Form antrifft: Es muß sich anpassen und es muß sich durchsetzen, und zwischen diesen beiden Aufgaben muß es einen Mittelweg finden; je früher es dies lernt, um so einfacher wird es sein, das Leben später zu bewältigen, wo der Mensch im Prinzip immer wieder vor denselben Aufgaben stehen wird.

Zur Vorbereitung für die späteren Lebensaufgaben sind drei Kinder geeigneter als nur zwei. Dies entspricht dem Kampf ums Dasein im späteren Leben mehr. Bei drei Kindern sieht sich das eine meist einer Mehrzahl von zweien gegenüber; gewinnt es einen für seine Seite, steht der andere isoliert und muß sehen, wie er gegen die Mehrheit fertig wird und einen der beiden für sich gewinnt.

Das Kind unter Geschwistern muß sich auch frühzeitig damit auseinandersetzen, daß die Eltern sich den einzelnen Kindern gegenüber nicht gleich verhalten. Wenn dies auch infolge der Verschiedenartigkeit der Charaktere der Kinder, von den Eltern aus gesehen, gerecht und berechtigt sein mag, so kann dieses zweierlei Maß von den Kindern selbst als ungerecht empfunden werden. Es kann sein, daß sich das eine Kind von den Eltern mehr oder weniger geliebt glaubt als die anderen. Diese Vorstellung kann zu einem veränderten Verhalten den Eltern und den Geschwistern gebenüber führen, die daraufhin nun ihrerseits wieder eine neue Haltung gewinnen müssen.

Diesem natürlichen Spiel der Kräfte, das in der Jugend mehr spielerischen Charakter hat, begegnet der Erwachsene dann später im oft unerbittlichen Ernst des Lebens. Ist er es von Kindheit an gewöhnt, daß es im Leben nach diesen Regeln zugeht, wird er später diesen Ernst des Lebens gar nicht als so *ernst* und hart empfinden.

Demgegenüber wird der als Einzelkind Aufgewachsene das Leben oft als rauh und hart empfinden, als eine Sache, die immer wieder zu kämpfen verlangt, während doch in der Kindheit alles so friedlich war. Das Einzelkind hat es nicht nötig, sich gegen den Angriff eines Bruders oder einer Schwester zu wehren, die das Spielzeug auch haben wollen; es muß nie mit anderen teilen, es muß nicht auf Wünsche und Gefühle anderer Rücksicht nehmen und lernt solche auch nicht kennen.

Es existieren nur seine Wünsche, und die einzigen *Gegner* sind seine Eltern. Dementsprechend haben diese es auch schwer, den goldenen Mittelweg zwischen Nachgeben und Sich-tyrannisieren-Lassen zu finden. Deshalb kann die Erziehung durch die Gemeinschaft der Geschwister durch keine noch so gute Pädagogik ersetzt werden. Es ist also nicht so, daß nur das Einzelkind selbst den Nachteil hat, auch die Eltern haben es mit der Erziehung ungleich schwerer.

Es liegt auch eine *seelische Grausamkeit* darin, ein Kind nicht in der natürlichen Gemeinschaft von Geschwistern aufwachsen zu lassen. Die Eltern und andere Erwachsene sind keine ausreichende Gesellschaft für das Kind; denn das Kind ist kein kleiner Erwachsener, sondern ein Wesen, das seine eigenen Gesetze hat. Ein Kind, das nicht in der Gemeinschaft von seinesgleichen aufwächst, ist einem Erwachsenen vergleichbar, der nicht in einem ihm entsprechenden Menschenkreis lebt, wie ein Gebildeter unter Ungebildeten, ein Musischer unter Unmusischen, ein Abstinenzler unter Trinkern, ein Mensch im Kreis von Menschen, die ihn nicht verstehen und für seine Interessen kein Verständnis haben.

Große Altersunterschiede der Kinder: mehrere Einzelkinder

Ist der Altersunterschied zwischen zwei Geschwistern so groß, daß die Kinder schon zu verschiedene Interessen haben und sich nicht mehr mit demselben Spiel beschäftigen können, dann kann man sagen, daß diese Eltern nicht zwei Kinder, sondern zwei Einzelkinder haben mit all den Schwierigkeiten, die Einzelkinder mit sich bringen. Man kann einem Zehnjährigen kaum zumuten, daß er sich mit den Spielen eines Dreijährigen zufrieden gibt. Auch bei geringerem Altersabstand besteht die Gefahr, daß der Ältere befiehlt und der Jüngere sich unterwerfen muß, ein Verhältnis, das sich in dieser Form nicht lange ohne Schaden halten läßt. Zu große Altersunterschiede unter den Geschwistern heben also den Vorteil, daß überhaupt Geschwister da sind, zum Teil wieder auf und schaffen für Kinder und Eltern schwierige Probleme.

Die Eltern, die glauben, sehr klug zu handeln, wenn sie sich zwar zu drei Kindern entschlossen haben, den Abstand aber fein säuberlich so verteilen, daß immer mehrere Jahre dazwischenliegen, handeln in Wirklichkeit sehr unklug. Die Gründe für dieses Verhalten liegen wiederum meist in der falschen Vorstellung, Geburten, die rasch aufeinanderfolgen, seien für die Frau anstrengend und gesundheitsschädlich. Inzwischen haben wir aber so viel Kenntnisse erworben, daß es sich beinahe erübrigt zu wiederholen, daß bei einer biologisch vollwertigen Kost auch fünfzehn Schwangerschaften, die unmittelbar aufeinander folgen, ebensowenig Gesundheitsschäden mit sich bringen, wie dies bei im Freien lebenden Tieren der Fall ist. Unabsehbar ist die Kette von Fehlschlüssen, die aus der Unwissenheit darüber entspringen, daß Vitalstoffmangel die Ursache für *unklare* Schäden in und nach der Schwangerschaft ist. Die Fehlschlüsse führen in unheimlicher Weise in allen wichtigen Ereignissen des Lebens zu Fehlentscheidungen.

Schwangerschaft nur für Unwissende ein Wagnis

Dadurch, daß die Schwangerschaft heute mit Schäden verbunden ist, deren Ursachen meist nicht bekannt sind, erscheint sie notwendigerweise als ein Wagnis. Für den Unwissenden ist sie es auch tatsächlich. Sich einem Wagnis unterziehen zu müssen, ohne die Waffen zu kennen, um den auftretenden Gefahren zu begegnen, läßt Angst entstehen. Es liegt ein Sinn in dieser Angst; denn sie bewirkt, daß dieser Mensch das gefährliche Wagnis unterläßt und dadurch vor Schaden bewahrt bleibt. Daran, daß heute die Entstehung jedes neuen Menschenlebens nicht nur mit freudiger Bejahung einhergeht, sondern mit banger Sorge und mit Gesundheitsbedrohung der Mutter verbunden sein muß, und daß man von der Schwangerschaft als einem Wagnis spricht, wird deutlich, welch radikaler Wandel in der Stellung des Menschen zu biologischen Urphänomenen sich in den letzten hundert Jahren vollzogen hat. In anderen Lebensbereichen sind ähnliche Wandlungen bemerkbar, sie berühren aber nicht so unmittelbar den Urgrund des menschlichen Seins wie die Vorgänge, die mit der Entstehung neuen Lebens zusammenhängen.

Angst ein immer häufigeres Krankheitssymptom

An der Schwangerschaft läßt sich deshalb wie an keinem anderen Lebensvorgang erklären, weshalb heute die Angst ein ständig zunehmendes Krankheitssymptom ist. Es ist kein Zufall, daß Antiangstpillen heute die am meisten verordneten Arzneimittel sind.

Natürlich liegen die Verhältnisse nicht so einfach, daß die Menschen Furcht vor der Atombombe oder Furcht vor der Schwangerschaft haben und deshalb Tabletten gegen Angst einnehmen. Die Angst, die als Krankheitssymptom auftritt, ist ein unbestimmtes, nicht faßbares, allgemeines Angstgefühl; es ist nicht Furcht vor einer bestimmten Sache.

Die Frau, die Furcht vor der Schwangerschaft hat, leidet meist nicht an dieser unbestimmten Angst; denn sie läßt es gar nicht dazu kommen. Die Angst als Symptom, das einen Großteil der funktionellen Störungen begleitet, entsteht nicht als direkte Folge einer Furcht vor einer bestimmten Situation, sondern ist der Ausdruck eines fehlenden Geborgenheitsgefühls in dieser Welt ganz allgemein.

Daß es in dieser Zeit schwer ist, ein Geborgenheitsgefühl zu haben, ist an den Verhältnissen, die zu den Schäden in und nach einer Schwangerschaft führen, deutlich geworden. In Situationen der Bewährung zeigt es sich, ob der Mensch auf richtigem Grunde steht und ob er weiß, daß er sich auf biologische Grundgesetze verlassen kann. Früher konnten sich die Menschen darauf verlassen, daß die Fortpflanzung keinen Schaden brachte; heute sieht der Mensch nur, daß biologische Grundvorgänge mit Gefahren verbunden sind und kein Gefühl der Sicherheit mehr zulassen; er weiß aber nicht, warum das so ist. Er fühlt nur, daß er sich nicht mehr auf den ungestörten Ablauf natürlicher Vorgänge verlassen kann; dies nimmt ihm das Sicherheits- und Geborgenheitsgefühl gerade in den Situationen, wo es besonders nötig ist und wo sein Fehlen von Natur her gar nicht denkbar ist. Das Fehlen des Geborgenheitsgefühls in ursprünglich biologisch gesicherten Situationen ist im Schöpfungsplan nicht vorgesehen. Und gerade in diesen Situationen fehlt es dem heutigen Menschen.

Die Schwangerschaft war nur ein Beispiel von besonderer Eindringlichkeit und Deutlichkeit. Der heutige Mensch kann sich aber auch nicht mehr auf seine Darmtätigkeit verlassen, er kann nicht mehr das leisten, was er gerne möchte, das Geschenk des Schlafes wird ihm nicht mehr zuteil, er fühlt sich nur zufrieden, wenn er Genußmittel benützt, hat aber nicht mehr die freie Entscheidung darüber, ob und in welcher Menge er sie gebraucht. Und dieses kümmerliche Wesen, dem eigentlich nur Mitleid gebührt, dünkt sich als Krone der Schöpfung und merkt nicht, daß es um so erbärmlicher wird, je mehr es sich einbildet, die Gesetze der Schöpfung aufgehoben zu haben.

Verflochtene Ursachengruppen

Am Beispiel der Schwangerschaft als biologischem Vorgang wird noch etwas anderes klar: Die Einteilung der Krankheiten nach Ursachen in ernährungs- und lebensbedingte ist zwar zum besseren Verständnis vorteilhaft, aber wie jede schematische Einteilung eine willkürliche. Beide Ursachengruppen sind so eng miteinander verflochten, daß sie in der Praxis oft nicht trennbar sind. Aus didaktischen Gründen bewährt sich die Einteilung trotzdem. Jedenfalls ist zum Verständnis der Krankheitsentstehung wichtig, auf das Phänomen hinzuweisen, daß das Nichterkennen der Ernährungsbedingtheit mancher Krankheiten der Anlaß für seelische Nöte werden kann, die ihrerseits wieder zu neuen Krankheitserscheinungen führen können. Es kommt dadurch zu einer Art Potenzierung der Krankheitsursachen und zu komplizierten Krankheitsbildern, die nur durchschaubar werden, wenn diese wechselseitige Beeinflussung mitberücksichtigt wird. Dasselbe gilt bei diesen Krankheitszuständen mit verflochtenen Ursachenkomplexen für die Behandlung: Sie bleibt erfolglos, wenn nicht alle Komponenten und ihre wechselseitigen Beziehungen erkannt und beachtet werden.

Selbstverständlich gibt es außer der Schwangerschaft noch viele andere Faktoren, die als Prüfsteine die Möglichkeit dazu geben, sich ein Bild von der Weltanschauung des Patienten zu machen. Schon die Art und Weise, wie er zu dem Tatbestand, daß er krank geworden ist, Stellung nimmt, ist aufschlußreich. Sie ist so verschieden, wie die Menschen verschieden sind, und für den Erfahrenen schon an der Art der Schilderung der Beschwerden und den Vorstellungen und Wünschen, die daran geknüpft werden, erkennbar. Den Traum als untrüglichen Einblick in die Tiefen der Persönlichkeit haben wir schon erwähnt.

Wünsche offenbaren die Weltanschauung

Man kann den Kranken auch fragen, was er sich wünschen würde, wenn er einen einzigen Wunsch äußern dürfte, der ihm, wie im Märchen, erfüllt würde.

Die spontanen Antworten ohne längeres Überlegen reichen vom Wunsch nach unbegrenztem Geld, Macht, Wissen, Schönheit, Unsterblichkeit, Gesundheit für sich oder einen anderen, einem liebenden Menschen als Partner oder einer Weltreise bis zu einzelnen begehrenswerten Gegenständen, auch wenn sie in dem Wunsch nach Geld eingeschlossen wären. Ein Gefangener wird sich Freiheit wünschen; vielleicht wird sich sogar einer den Tod seines Feindes oder seinen eigenen wünschen.

Jedenfalls ergeben die Antworten Aufschluß darüber, wie verschieden das ist, was sich der einzelne unter „Glück" vorstellt. Denn ob sich jemand wünscht, daß er jeden Tag ein gutes Kotelett zu essen bekommt oder daß alle Menschen dieser Erde mit der Erkenntnis gesegnet würden, wie Gott die Welt gemeint hat, offenbart in unmißverständlicher Weise das Grundsätzliche seines Weltbildes.

Probleme durch Zusammenleben mehrerer Generationen

Aufgaben der Erziehung

Wenn wir unter Erziehung im weiteren Sinne alle Einflüsse zusammenfassen, die den Menschen von Geburt an zu dem formen, was er als Erwachsener ist, dann könnten wir als Ziel dieser Erziehung die Vermittlung eines Weltbildes sehen, das ihn in den Stand setzt, mit den Aufgaben, die das Leben stellt, fertig zu werden. Wenn der Gesetzgeber dem Bürger mit 18 Jahren die Volljährigkeit bescheinigt, sollte dies unter anderem bedeuten, daß von diesem Lebensalter ab der Mensch als Erwachsener gilt. Um wie ein Erwachsener handeln zu können, den Aufgaben gewachsen zu sein und den Pflichten nachkommen zu können, die das Erwachsensein zwangsläufig mit sich bringt, müssen in der Erziehung gewisse Voraussetzungen erfüllt sein. Eine dieser Voraussetzungen ist die Lösung von der Elternbindung. Findet sie nicht in organischer Weise statt, so treten in der weiteren Entwicklung Hemmungen auf, die dem Betreffenden ganz unerklärlich sind. Eigentlich sollte in der Erziehung schon im jüngsten Alter das Ziel verfolgt werden, daß der zu Formende mit 18 Jahren unabhängig ist von den Menschen, die ihm das Weltbild vermittelt haben.

Wollen wir verstehen, wie es dazu kommt, daß die Lösung von der Elternbindung ausbleibt, müssen wir zuvor einige grundsätzliche Erziehungsfragen besprechen.

Inkonsequenz erschwert Erziehung

Zum Gedeihen des Kindes gehört die liebende Zuwendung der Eltern genauso wie das Geborgenheitsgefühl des Kindes, das es durch das Verhalten der Eltern empfindet. Neben der Freude der Mutter, daß sie die liebende Behüterin und Beschützerin des Kindes sein darf, beginnt auch schon früh die Freude darüber, daß das Kind zunehmend selbständiger wird und die Fürsorge der Eltern immer weniger nötig hat.

Geht diese Entwicklung in harmonischer Form vor sich, so kommt es kaum zu Konflikten, indem die Freude darüber, daß das Kind immer selbständiger wird, mit der Betrübnis darüber, daß es sich der bemutternden Fürsorge immer mehr entzieht, in Widerstreit gerät.

Die erste Andeutung, daß dieser Widerstreit

Konfliktstoffe in sich birgt, kann man an widersprüchlichen Bemerkungen der Eltern erkennen. Sie sagen jetzt zu ihrem Kind: *Das kannst du noch nicht, du bist noch zu klein!*, und im nächsten Augenblick sagen sie bei einem anderen Anlaß: *Das kannst du schon allein, du bist schon so groß!* Solche und ähnliche sich widersprechenden Begründungen gebrauchen manche Eltern, je nachdem, was sie von dem Kind gerade erreichen möchten. Sie brauchen sich dann nicht zu wundern, wenn ihre Begründungen dem Kind wenig glaubwürdig erscheinen.

Sparsam mit Verboten

Es gibt natürlich noch viele Anlässe, an denen klar wird, daß inkonsequentes Verhalten der Erwachsenen die Erziehung erschwert. Der häufigste Fehler, den man in dieser Beziehung beobachten kann, ist das Verbieten von Handlungen, deren Verbot doch nicht beachtet wird. Man sollte Kindern gegenüber kein Verbot aussprechen, wenn man nicht zugleich die Möglichkeit sieht, daß das Einhalten des Verbotes durchgesetzt werden kann. Wie oft sieht man, daß eine Mutter einem Kind etwas mehrmals hintereinander untersagt, daß aber das Kind sich um dieses Verbot gar nicht kümmert und die Mutter schließlich erlahmt. Sie sagt nichts mehr, woraus das Kind gelernt hat, daß es nur hartnäckig genug das Verbot zu mißachten braucht, um das Verbotene doch ungestraft tun zu können. Durch dieses inkonsequente Verhalten wird das Verbot überhaupt entwertet, so daß es dann nicht gelingt, auch in ernsten Situationen die Beachtung eines unerläßlichen Verbotes durchzusetzen. Deshalb ist es vorteilhaft, einerseits so wenig wie möglich zu verbieten, andererseits aber dafür zu sorgen, daß das Wenige, was unbedingt verboten werden muß, eingehalten wird.

In den Wechseljahren verliert die Mutter ihre Aufgaben

Die angeborene Neigung, die jeder Frau innewohnt, für andere Menschen zu sorgen, ist normalerweise bei der Mutter ihren Kindern gegenüber besonders ausgeprägt. Eine Mutter ist nicht zufrieden, wenn sie nicht für ihre Kinder sorgen kann. Wenn die Kinder älter werden und als Zeichen des Selbständigwerdens sich den Wünschen der Eltern mehr und mehr entziehen, werden die sorgenden Aufgaben der Eltern, vor allem der Mutter, immer geringer. Wenn die Kinder erwachsen sind, hat die Mutter, die nicht berufstätig ist, sozusagen ihre Lebensaufgabe, ihren Beruf, verloren.

Oft fällt der Zeitpunkt, in dem die Kinder in die Selbständigkeit kommen, mit dem Lebensabschnitt der Mutter zusammen, der als Wechseljahre bezeichnet wird. Nicht alle Erscheinungen der Frau auf körperlichem und geistigem Gebiet sind in dieser Umbruchzeit hormonell bedingt; manches erklärt sich aus dem Verlust der bisherigen Lebensaufgaben und der Notwendigkeit, sich neu orientieren zu müssen.

Es ist deshalb wohl begreiflich, daß eine Mutter, um ihre Aufgabe nicht zu verlieren, ihre erwachsenen Söhne und Töchter weiter betreut, als wären sie Kinder. Sie spricht in diesem Falle nie von ihrem Sohn oder ihrer Tochter, sondern von ihrem Kind. Und wenn dieser Sohn ihr etwa klarmachen wollte, daß er doch kein Kind mehr sei und auch nicht als solches behandelt werden möchte, widerlegt die Mutter dies mit den Worten: Du bist immer mein Kind und bleibst es, solange du lebst. Sie mißbraucht die Doppeldeutigkeit des Wortes *Kind* für ihre Zwecke, den Sohn oder die Tochter ihrer Obhut zu unterstellen.

In extremen Fällen, die nicht so selten sind,

muß auch eine sechzigjährige Tochter, die mit ihrer achtzigjährigen Mutter zusammenwohnt, ein Leben führen, als wäre sie das *Kind* der Mutter. An solchen überspitzten Situationen kann auch der psychologisch Ungeschulte erkennen, daß sich hier etwas falsch entwickelt hat.

Wie kommt es aber zu solchen Entgleisungen und, was noch merkwürdiger ist, wie erklärt es sich, daß Mutter und Tochter in diesem Fall das Groteske und Unnatürliche dieses Verhältnisses selbst nicht erkennen? Dieses rücksichtslose Zerstören des Eigenlebens der Tochter durch die Mutter oder den Vater setzt voraus, daß die Tochter versäumt hat, sich von der Elternbindung zu lösen.

Die Bindung des Kindes an die Mutter ist im Kindesalter normal. Mutter und Vater sind üblicherweise die Personen im Leben des Kindes, von denen es Liebe erfährt und denen es selbst in erster Linie liebend begegnet. Bleiben Vater und Mutter auch nach der Pubertät des Sohnes oder der Tochter diejenigen Personen, denen die einzige liebende Zuwendung entgegengebracht wird, dann ist der Weg nicht frei, daß die Liebe zu den Eltern von der Liebe zu einem Partner anderen Geschlechtes abgelöst wird. Wer von den Eltern so geliebt wird und die Eltern so liebt, daß das Liebesbedürfnis befriedigt, sozusagen gesättigt ist, wird keine andere Liebe vermissen, noch ersehnen.

Wenn auch das Gefühl der Liebe, das zwischen Kindern und Eltern besteht, ein ganz anderes ist als die Liebe zwischen den Geschlechtern und deshalb auch mit einem anderen Wort bezeichnet werden müßte, so zeigt doch die Erfahrung, daß die liebende Zuwendung heranwachsender Menschen zum anderen Geschlecht um so behinderter ist, je stärker die Liebe des *Kindes* zu den Eltern ist.

Der natürliche Prozeß der Lösung von der Elternbindung

Eine der Voraussetzungen dafür, daß zwischen jungen Menschen eine zur glücklichen Ehe führende Liebe entsteht, ist daher eine natürliche Wandlung des Verhältnisses vom Kind zu den Eltern und umgekehrt. Diese Wandlung besteht aber nicht darin, daß die Liebe zwischen Eltern und Kindern aufhören muß oder daß sie gar einem Bruch mit dem Elternhaus Platz machen müßte, damit der Heranwachsende frei würde zur Liebe zu einem anderen Menschen. Diese notwendige Wandlung, die als *Lösung von der*

Elternbindung bezeichnet wird, kann sogar zu einer Vertiefung der liebenden Beziehung zwischen Eltern und Kindern führen.

Das Wesentliche in dieser Wandlung ist, daß dem Verhältnis zwischen den Eltern und dem erwachsenen Sohn bzw. der Tochter nicht mehr die einseitige Eltern-Kind-Beziehung anhaftet, sondern daß nun ein Verhältnis zwischen gleichberechtigten Erwachsenen entstanden ist, die allerdings durch die Vergangenheit eine Sonderstellung zueinander einnehmen.

Dieses neue Verhältnis ist von seiten der einstigen Kinder leichter zu gewinnen als von der Seite der Eltern. Vielen Eltern fällt es schwer, in ihren heranwachsenden Söhnen und Töchtern nicht immer noch den Sonderfall des hilflosen Säuglings und Kleinkindes zu sehen, das einst auf die liebende Aufopferung der Eltern angewiesen war und das ihnen alles verdankt, was sie ihm zugewandt haben.

Eltern haben kein Anrecht auf Rückgabe investierter Liebe

Manche Mutter kann sich auch nicht freimachen von der Auffassung, daß sie das Recht habe, alle Liebe, die sie dem Kind gewidmet hat, im gleichen Maße wieder von ihm zurückzuerhalten. Die Liebe der Eltern zu ihren Kindern ist etwas anderes als die Liebe der Kinder zu den Eltern, obwohl wiederum beides mit demselben Wort belegt wird. Wenn aber zwei verschiedene Dinge mit demselben Wort bezeichnet werden, entstehen leicht Mißverständnisse. Darauf mußten wir schon öfters hinweisen.

So ist es auch verständlich, daß sich so viele Mütter beklagen, daß ihre Kinder ihnen nicht den Dank abstatten, den sie deshalb erwarten, weil sie annehmen, daß alle Liebe, die sie wie eine Art Kapital in die Kinder investiert haben, wieder mit Zins und Zinseszins zurückgezahlt werden muß. Dann stünde ja die Aufzucht der Kinder auf der Stufe eines rentablen Geschäftes. Da aber die Eltern ihre Kinder nicht als Kapitalanlage zeugen, ist auch der Wunsch auf Rückerstattung der gerne aufgewandten Liebe und Mühe nicht berechtigt.

Wenn man schon den wenig passenden Vergleich der erwiesenen Liebe mit investiertem Kapital gebrauchen will, dann wäre es im besten Falle so, daß die aufgewandte Liebe der Eltern diejenige ist, die auch deren Eltern aufgewandt haben und die nun wieder an die Kinder weitergegeben wird, die sie dereinst wieder an ihre Kinder weitergeben werden. So brauchen dann

Eltern sich keine Gedanken zu machen, daß die Liebe vergeblich angewandt worden sei und letztlich keine Früchte trage. Hart ausgedrückt bedeutet dies, daß Eltern nicht deshalb Anrecht auf Liebe von seiten ihrer Kinder haben, weil sie sie in ihrer Jugend liebend umsorgt haben, sondern daß die Liebe der Kinder zu den Eltern aus anderen Quellen entspringt und daß darauf kein Anrecht besteht.

Der Einschnitt der Pubertätsjahre

Die ersten Anzeichen der Lösung von der Elternbindung zeigen sich in natürlicher Weise in der Pubertätszeit, in der auch die Geschlechtsreife dokumentiert, daß von biologischer Sicht her dieser Mensch fähig wäre, sich wie ein Erwachsener fortzupflanzen. Daß heute und in unserer Gesellschaft diese biologische Reife nicht mit der menschlichen Reife, die zur Gründung einer Familie nötig ist, zusammenfällt, und daß zu diesem Zeitpunkt auch die wirtschaftlichen und beruflichen Voraussetzungen zur Familiengründung nicht erfüllt sind, ist für das Problem der sich vorbereitenden Lösung von den Eltern ohne Belang.

Im Tierreich wird diese Lösung, die die Gründung eines eigenen Jagdreviers voraussetzt, mit einer gewissen Brutalität fast ohne Übergang durchgesetzt. Bei Tieren, die nicht in Herden leben, wenden sich die Alten, die sich für ihre Jungen mit nicht geringerer Aufopferung einsetzen als die Menschen für ihre Kinder, eines Tages wie Fremde von ihren Jungen ab und zwingen sie, ihre eigenen Wege zu gehen. Durch dieses biologisch sinnvolle Verhalten, das bei Anlegen menschlicher Maßstäbe herzlos erscheint, wird die im Kampf ums Dasein notwendige Trennung der Generationen erreicht.

In den Flegeljahren bzw. im Alter des Backfischs – jetzt Teenager genannt – beginnt es, daß manche Ansichten der Eltern nicht mehr respektiert werden und auf Widerspruch stoßen. Auch wenn die Ansichten der Eltern gar nicht so viel Anlaß zum Widerspruch geben, wird eben doch eine gegenteilige Meinung vertreten. Der Junge und das Mädchen wissen häufig selbst nicht, warum sie kontra geben; sie spüren etwas in sich, was sie zum Widerspruch herausfordert, worüber sie nachträglich sich selbst wundern und ärgern. Wie sollen sie auch eines Tages die Verantwortung des Lebens selbst tragen und die Sicherheit haben, ohne sie sich im Kampf erworben zu haben?

Im Mittelalter wurde die Befähigung im Turnier erbracht, und heute findet die Auseinandersetzung mit der älteren Generation auf diese Weise statt. In diesem Übergangsalter von der behüteten Kindheit, die keine andere Wahl hatte, als die Richtlinien der Eltern mehr oder weniger anzuerkennen, zu der Zeit des Selbständigwerdens muß die Lösung von der Bindung an die Eltern stattfinden. Es ist die Zeit des Übergangs vom Gelenktwerden zum Selbstlenken, vom Gehorchen zum Befehlen.

Die Eltern, die von dieser Entwicklung wissen, werden diese schwierige Übergangszeit ihrer heranwachsenden Kinder richtig einschätzen und sich nicht durch die über das Ziel hinausschießende und oft unberechtigte Opposition gekränkt und angegriffen fühlen. Auf welchem Übungsfeld sollen die Kinder sich für den Kampf des Lebens vorbereiten, wenn nicht auf dem ihnen gegebenen Feld der Familie?

Diese notwendige Entwicklung wird dadurch erschwert, daß sie sich in einer gemeinsamen Wohnung abspielt, wo es kein räumliches Ausweichen gibt. Ist der Vater ein Herrschertyp und der Sohn zeigt dieselben Eigenschaften, so entstehen daraus naturnotwendige Spannungen, die bei räumlicher Trennung nicht zutage treten würden.

Eltern, die von dieser Übergangszeit nichts

wissen und glauben, ihre Kinder blieben immer ihre Kinder in demselben Abhängigkeitsverhältnis, wie es früher war, werden diese Wandlungen ihrer Kinder als Ungehorsam und Undankbarkeit ansehen. Daraus wird zwangsweise ein falsches Verhalten entstehen, das die Situation nur noch weiter erschwert. Es kann zu einer Verhärtung der Fronten führen, indem die Eltern die Lage durch vermehrte Strenge und die Kinder durch vermehrten Widerstand zu bewältigen versuchen. Ist ein Elternteil anderer Ansicht, kann dadurch noch zusätzlich eine Spannung unter den Eltern entstehen, die das Drama vollendet.

Einigkeit der Eltern in Erziehungsprinzipien nötig

Auch für einen Ausgleich der Meinungsverschiedenheiten der Eltern über das richtige Maß der Strenge in der Erziehung bestehen in dieser Situation wenig Aussichten; sie steigern sich im Gegenteil fast automatisch: Wenn beispielsweise der Vater in der Erziehung der Kinder nach Ansicht der Mutter zu streng ist, so wird die Mutter als Ausgleich nachsichtig sein; um diese in den Augen des Vaters zu laxe Haltung der

Mutter auszugleichen, wird er nun nur um so strenger vorgehen, worauf die Mutter wieder mit vermehrter Milde antworten wird. Auf diese Weise pflegen sich die anfangs wenig unterschiedlichen Auffassungen in Erziehungsfragen zu immer schrofferen Gegensätzen hochzuschaukeln.

Bruch der Beziehungen ist keine Lösung

Führt dieser Kampf der Generationen zu einem gespannten Verhältnis über die Volljährigkeit hinaus, so kann man diese Entwicklung keinesfalls als Lösung von der Elternbindung bezeichnen, auch wenn nach außen sogar ein völliger Bruch in den Beziehungen eingetreten ist. Der Bruch, der nicht durch eine organische Entwicklung zustande gekommen ist, ist keine Lösung. Vielmehr wird die Beziehung zwischen Eltern und Kindern zu einem Problem, selbst wenn Jahrzehnte kein persönlicher Kontakt mehr stattfindet. Dies zeigt sich unter anderem daran, daß Schuldgefühle den Eltern gegenüber auftreten und daß diese das ganze Leben über bestehen bleiben können. Mit dem Tod der Eltern hören sie oft noch nicht auf, sondern verstärken sich sogar manchmal, da nun keine Möglichkeit mehr besteht, das Schuldgefühl darüber, eine grundsätzliche Lebensaufgabe nicht zur Zufriedenheit gelöst zu haben, durch Abbitte oder klärende und verzeihende Aussprache loszuwerden. Auch in Träumen lassen sich diese Motive erkennen.

Der getarnte Egoismus der Eltern

Haben Eltern mehrere Kinder, so wird oft nur eines davon dazu ausersehen, im Elternhaus zu bleiben. Meist ist es eine Tochter, der man einredet, sie habe es viel besser als ihre Geschwister, die in die Fremde müßten, während sie sorglos im Hause bleiben könne. Wenn die Eltern alt werden, haben sie zugleich eine Pflege, und die Tochter bekommt nach dem Tode der Eltern das Haus. Vom wirtschaftlichen Standpunkt erscheint dies alles sehr vernünftig, vom menschlichen aus ist es kurzsichtig, und biologisch gesehen ist es unnatürlich.

Merkt die Tochter in einem bestimmten Alter, daß sie den Sinn ihres Lebens zu verfehlen im Begriffe ist, findet sie für eine radikale Lebensänderung meist den Mut nicht mehr. Inzwischen sind die Eltern älter geworden und der eine mag pflegebedürftig sein, so daß der Entschluß, sich selbständig zu machen, für die Tochter dadurch noch schwerer wird. Es erscheint in allen diesen Fällen fast wie ein Fluch, als ob der einmal eingeschlagene falsche Lebensweg in derselben falschen Richtung weitergegangen werden müßte.

Die Befreiung aus dieser Zwangslage ist besonders schwer, wenn nur noch ein Elternteil lebt. Der einsame Überlebende – meist die Mutter – sucht mit aller Macht wenigstens eines der Kinder, meist eine Tochter, als Ersatz für den verstorbenen Partner im Hause zu halten. Dieses Vorgehen, das mit Mutterliebe und wirtschaftlichen Vorteilen begründet wird, entspringt aber in Wirklichkeit rein egoistischen Motiven. Es geht der Mutter darum, daß sie selbst glücklich ist, auch wenn dies mit dem verpfuschten Leben der Tochter erkauft wird. *Du bist das einzige, was ich im Leben noch habe* ist die mitleiderweckende Begründung, mit der die Tochter an die Mutter gekettet wird.

Jeder Versuch der im Netz gefangenen Beute, der Spinne zu entrinnen, wird mit dem Hinweis abgeschlagen, es sei doch wohl Kindespflicht, die arme einsame Mutter im Alter nicht allein zu lassen.

Ich habe Fälle beobachtet, in denen die Mutter mit einer geradezu teuflischen Methode jeden

Mann, der sich um die Tochter bemühte, in die Flucht jagte und mit allem Raffinement jedes sich anbahnende nähere Verhältnis zerstörte, dabei aber im gleichen Atemzug heuchlerisch darüber jammerte, daß ihre Tochter keinen Mann bekäme. Diese in der Befriedigung egoistischer Triebe ausgeartete Mutterliebe, die das Glück der Tochter zerstört, zeigt, welche Folgen es haben kann, wenn die Lösung von der Elternbindung ausbleibt. Die Tochter bzw. der Sohn führen dann nicht ein eigenes Leben, sondern ein Leben von Mutters oder Vaters Gnaden.

Ehegefährdung durch Elternbindung

Es ist nun verständlich, daß das Ausbleiben der Lösung von der Elternbindung in vielen Fällen ein so starkes Hindernis in der Hinwendung zum anderen Geschlecht sein kann, daß keine Ehe zustande kommt.

An extremen Fällen läßt sich das Grundsätzliche oft leichter erkennen als an weniger ausgeprägten. So wird jeder leicht begreifen, daß bei einem vierzigjährigen Sohn, der seiner Mutter täglich, wenn er vom Geschäft nach Hause kommt, als Zeichen seiner Verehrung einen Blumenstrauß oder sonstige kleine Aufmerksamkeiten mitbringt, die Lösung von der Elternbindung bestimmt noch nicht stattgefunden hat. An diesem Fall ist auch erkennbar, zu welch grotesken Verhaltensweisen es führen kann, wenn das Verhältnis zwischen den Generationen sich widernatürlich entwickelt. Es ist wohl selbstverständlich, daß dieser Mann völlig unfähig war, eine Ehe einzugehen, und ein solches Vorhaben auch nicht erwog.

Kommt es in solchen Fällen aber doch zu einer Heirat, so kann die Bindung eines Ehepartners an das Elternhaus eine schwere Belastung der Ehe bedeuten. Es kann auf die Dauer keine eheliche Harmonie zustandekommen oder erhalten bleiben, wenn die Entscheidungen nicht von den Eheleuten, sondern den Eltern bzw. Schwiegereltern getroffen werden.

Wenn es sich auch bei der Lösung von der Elternbindung um einen rein psychologischen Vorgang handelt, so wird sie doch, wenn sie vor der Ehe nicht ausreichend vollzogen wurde, erleichtert, wenn eine räumliche Trennung der jungen Eheleute von den Eltern bzw. Schwiegereltern besteht.

Für die ersten Ehejahre ist es besonders vorteilhaft, wenn die Wohnorte so weit auseinander liegen, daß eine mehrstündige Reise zu einem

Treffen notwendig ist. Wenn schon das Zusammenleben von zwei Generationen in einer Wohnung gesetzlich verboten gehörte, so reicht auch die Trennung in zwei verschiedenen Stockwerken desselben Hauses nicht aus, um das harmonische Zusammenwachsen der Partner in den ersten Ehejahren und die Entwicklung eines eigenen Lebensstils zu ermöglichen, falls ein Partner noch an einen Elternteil gebunden ist.

In diesen Fällen ist sogar das Wohnen in derselben Stadt von Nachteil. Bei den schnellen Verkehrsmitteln heute sind Abstände von über hundert Kilometern nötig, wo früher sieben Kilometer ausgereicht haben. An der Sitte des Altenteils in den alten Bauerngeschlechtern ist ersichtlich, wie klar die Menschen früher die Notwendigkeit der Generationentrennung für den Bestand des Hofes erkannt hatten.

Die Oma stört konsequente Erziehung

Aber auch die Erziehung der Kinder in der jungen Ehe ist durch das Zusammenleben mit den Großeltern erheblich erschwert. Wenn eine Oma stillschweigend erlaubt, was die Mutter verbietet, so ist eine konsequente Erziehung unmöglich. Das Kind spielt frühzeitig die Erwachsenen in geschickter Weise gegeneinander aus, und die Einheitlichkeit der Führung ist gestört.

Die Bedeutung dieser Fragen wird in der Ernährungsberatung besonders häufig bei der Besprechung der Süßigkeiten deutlich. Die Durchführung einer gesunden Ernährung und die Fernhaltung der Süßigkeiten vom Kind scheitert nur zu oft dadurch, daß eine Großmutter in der Nähe wohnt. Wie soll die Mutter den Kindern den Nachteil von Süßigkeiten glaubwürdig machen, wenn die Großmutter dem Enkelkind heimlich und offen Süßwaren zusteckt!

Aber auch die sexuelle Erziehung der Kinder durch fortschrittliche Eltern kommt oft durch das gutgemeinte Verhalten der Großeltern, das veralteten Vorstellungen entspringt, nicht zur Entfaltung. Es gibt überhaupt kein Gebiet der Erziehung, auf dem sich die Uneinheitlichkeit der Auffassungen der Erwachsenen aus verschiedenen Generationen nicht nachteilig auswirkt.

Die „böse“ Schwiegermutter

Viele Schwierigkeiten direkter und indirekter Art, die sich aus dem Zusammenleben von zwei Generationen ergeben, haben im Volke in der

Figur der „bösen Schwiegermutter“ ihren Niederschlag gefunden.

Selbstverständlich bekommt die Mutter dadurch, daß eines Tages ein Schwiegersohn oder eine Schwiegertochter ins Haus kommt, nicht einen bösen Charakter. Haben aber die Eltern es nicht erstrebt oder nicht erreicht, daß ihre Kinder sich von ihnen lösen, oder haben sie sie sogar daran gehindert, dann ist es auf Grund ihrer Einstellung verständlich, daß zum Beispiel die Mutter die Schwiegertochter als Rivalin empfindet, die die Liebe ihres Sohnes zu ihr schmälert. Meist ist es ihr nicht bewußt, daß ihr ablehnendes und zum Teil feindliches Verhalten der Schwiegertochter gegenüber aus Motiven der Eifersucht und Rivalität entspringt. Bewußt ist ihr nur, daß sie für ihren geliebten Sohn das Beste will und daß sie die Frau, die ihr Sohn ausgesucht hat, für ungeeignet hält, ihre Erwartungen zu verwirklichen und ihn glücklich zu machen.

Wenn die Ehe aber trotz des ablehnenden Urteils der Schwiegermutter zustande kommt, ist das Verhältnis meist für immer verdorben, auch wenn die Schwiegermutter gute Miene zum bösen Spiel macht oder sich aus Vernunftgründen zur Anerkennung durchringt. Die Schwiegertochter wird den ersten Eindruck nie vergessen und während der ganzen Ehe das Gefühl nicht loswerden, daß ihre Schwiegermutter sie ursprünglich abgelehnt hat.

Auch bei späteren Ehekrisen wird sie dann zu hören bekommen, wie recht die Schwiegermutter hatte, von dieser Ehe abzuraten, selbst wenn die Spannungen ganz andere Ursachen haben. Sie wird auch in einer Belastungssituation keine Unterstützung von dieser Schwiegermutter erhalten.

Auch wenn sich die Ehepartner noch so sehr lieben, können daraus, daß die Ehe nicht die Billigung der Schwiegereltern gefunden hat, Schwierigkeiten entstehen. Man ist dabei an den Spruch erinnert, daß der Fluch der Eltern die Häuser der Kinder niederreißt, während ihr Segen sie aufbaut.

Ist aber die Lösung von der Elternbindung in richtiger Weise vollzogen, dann braucht aus der feindseligen Haltung einer Schwiegermutter, die der Schwiegertochter den Raub ihres Sohnes nie verziehen hat, keinerlei Schwierigkeiten zu entstehen.

Örtliche Trennung der Generationen unerläßlich

Andererseits kann auch ein sehr gutes Einvernehmen mit den Schwiegereltern bzw. Eltern nach der Heirat seine Nachteile haben. Es führt oft zu dem bereits als falsch erkannten Schritt, daß die beiden sich gut verstehenden Generationen im selben Hause ihre Wohnung beziehen. Bei sehr gutem Verstehen besteht die Gefahr, daß eine Partei unmerklich ihr Eigenleben aufgibt und sich den Gepflogenheiten der anderen anpaßt.

Früher oder später werden aber Situationen eintreten, wo doch Entscheidungen nötig sind, die nicht die Billigung der anderen Partei finden. Und dann ist es besonders schwer – gerade des bisherigen guten Einvernehmens wegen –, den Mut zu finden, dieses gute Verhältnis durch eine Entscheidung zu gefährden, die für die Zukunft nötig wäre. Das Rücksichtnehmenmüssen kann so zu einer persönlichkeitshemmenden Einengung oder zu einer Hemmung des beruflichen Fortkommens führen.

Auch wenn die Festlegung der Kinderzahl nicht aufgrund der eigenen Anschauungen, sondern aus Rücksicht auf die Vorstellungen und die Bequemlichkeit der im selben Hause wohnenden Schwiegereltern erfolgt – eben weil man sich gut versteht –, dann zeigt sich daran der Verlust der persönlichen Freiheit. In diesem Falle wäre ein schlichtes Einvernehmen sogar günstiger, da die Entscheidung dann frei, ohne das Gefühl, falsche Rücksichten nehmen zu müssen, getroffen werden kann.

Von welcher Seite man die Frage des Zusammenwohnens zweier Generationen auch betrachten mag, es wird sich immer dasselbe ergeben: Es bringt nur Nachteile. Ein großer Teil der spannungs- und lebensbedingten Krankheiten hat hier seinen Ursprung.

Diese nüchterne Erkennntnis führt zu dem Ratschlag: *Junge Menschen, die heiraten, sollen nie, auch wenn sie dadurch größte finanzielle Vorteile gewönnen, mit den Eltern bzw. Schwiegereltern in unmittelbarer Nähe zusammenwohnen.*

Wenn es gelänge, diesen Rat in einer gesetzlichen Regelung zu verankern, daß heißt, wenn es verboten würde, daß mehrere Generationen zusammenwohnten, wäre der Anlaß zu zahllosen zwischenmenschlichen Spannungen beseitigt, und die Sprechstunden der Ärzte würden eine merkliche Entlastung erfahren.

Da dies natürlich eine Utopie ist, bleibt wenigstens zu wünschen, daß das Wissen unserer Vorfahren, das in der Zeit der Wohnungsnot nach den letzten Kriegen verloren gegangen ist, wiedergewonnen wird. Denn sie wußten, daß Trennung der Generationen die Voraussetzung für die glückliche Entfaltung der Familie ist.

Hat eine verheiratete Frau es dreißig Jahre versäumt, sich infolge ausgebliebener Lösung von der Elternbindung von den Eltern räumlich zu trennen, so findet sie erfahrungsgemäß den Entschluß zur Trennung nicht mehr; es ist außerordentlich schwer, sie von der Notwendigkeit dieses Schrittes zu überzeugen, und wenn es gelänge, würde sie kaum den Mut aufbringen, die bereits festgefahrenen Lebensgewohnheiten aufzugeben. Auch dazu wäre eine Umänderung ihres Weltbildes nötig, was erfahrungsgemäß bereits in diesem Alter auf erhebliche, aber nicht unüberwindliche Schwierigkeiten stößt.

Nach außen hin wird das Verhalten meist damit begründet, daß die Eltern nun schon alt seien und über kurz oder lang der Pflege bedürften. Wenn die Tochter aber verheiratet wäre und eine eigene Familie in einer anderen Stadt gegründet hätte, käme diese Begründung nicht in Frage. Daraus geht hervor, daß diese Begründung nur ein – wenn auch unbewußter – Vorwand ist, der ihre Haltung vor anderen und vor sich selbst rechtfertigt. Denn für die Pflege der Eltern ließe sich auch eine andere Lösung finden.

Wer übernimmt die Versorgung pflegebedürftiger Eltern?

Dies soll nicht heißen, daß die Versorgung eines Pflegebedürftigen nicht zu einer schwer löslichen Aufgabe werden kann. Es ist wohl überflüssig zu betonen, daß es für die Söhne und Töchter eine selbstverständliche Pflicht ist, für die Pflege ihrer Eltern im Alter zu sorgen.

Aber ebenso deutlich muß auch ausgesprochen werden, daß diese Pflege nicht eigenhändig ausgeführt werden muß. Vom Mann wird dies sowieso nie gefordert. Es kommt niemand auf die Idee, daß der Mann seinen Beruf und seine Arbeit aufgibt, um die Mutter, wenn sie alt und pflegebedürftig geworden ist, wie eine Krankenschwester selbst zu pflegen. Man wird aber selbstverständlich von ihm erwarten, daß er Mittel und Wege findet, daß seiner Mutter die nötige Pflege entweder durch eine Pflegeperson zu Hause zuteil wird oder durch eine Einweisung in ein Pflege- oder Altersheim. Niemand wird ihm Vorwürfe machen, wenn er nicht selber als Pfleger auftritt.

Ganz anders liegen die Dinge, wenn an die Frau die Aufgabe herantritt, für die Pflege der gebrechlichen Mutter oder des Vaters zu sorgen. Dann wird allgemein erwartet, daß sie selbst ihre

Lebensaufgaben aufgibt und die Pflege eigenhändig übernimmt.

Diese falsche und unberechtigte Vorstellung bringt viel Gewissensnot mit sich. Ich denke hier als Beispiel an so manche Pfarrfrau, die sich bis zu ihrem Zusammenbruch abgerackert hat, weil sie eine Anzahl eigener Kinder hatte, nebenbei den Haushalt versorgte, in der Gemeinde mitarbeitete und noch jahrelang die schwere Pflege der kranken Mutter besorgte. Ein solcher Mensch ist ständig in der Gewissensnot, entweder die Kinder vernachlässigen zu müssen, oder die Pflege der Mutter nicht durchführen zu können.

Da ihre eigene Aufgabe, dem Beruf des Mannes entsprechend, die Versorgung und Erziehung der Kinder und Erledigung der anderen häuslichen Pflichten ist, wäre es menschlich, die Pflege der Mutter, wenn sie die Kräfte übersteigt, durch andere Menschen ausführen zu lassen. Gibt man ihr diesen ärztlichen Rat, trifft man sofort auf die Angst: Was werden die anderen Menschen sagen, wenn ich meine Mutter ins Altersheim bringe. Als wäre dies eine Handlung, die gegen das vierte Gebot verstößt.

Immer wieder begegnet man der Vorstellung, es bedeute ein Versäumnis der Kindespflicht, wenn dafür gesorgt wird, daß ein älterer pflegebedürftiger Mensch in ein Heim kommt, anstatt daß er zu Hause gepflegt wird. Ob es sich hier um eine Pfarrfrau handelt oder um eine andere überlastete Frau mit vielen Kindern oder sonstigen Aufgaben, ist im Grundsatz völlig belanglos. Aber gerade die Pfarrfrau muß mit gutem Beispiel vorangehen und dazu beitragen, daß die alten Vorurteile gegen das Altersheim abgebaut werden, um so mehr, als dieses Problem in Zukunft an Bedeutung ständig zunehmen wird.

Die Entscheidung für den richtigen Weg muß jeder Mensch auf Grund der Verhältnisse selbst treffen, unabhängig von Vorurteilen und Ansichten anderer. Dabei ist es durchaus möglich, daß die Versorgung in einem Heim für alle Beteiligten, auch für den Kranken selbst, die beste Lösung ist, die nicht aus Vorurteilen versäumt werden darf. Wie mancher Kranke möchte auch nicht ins Krankenhaus, obwohl es nötig ist! Auch in diesem Falle müssen die Einsichtigeren ihren Einfluß geltend machen, damit der Kranke doch ins Krankenhaus kommt. So obliegt es auch oft den Angehörigen, frühzeitig für einen passenden Platz in einem Altersheim zu sorgen.

Die Zahl der alten Menschen, die pflegebedürftig werden, wird in Zukunft noch erheblich ansteigen, da die ernährungsbedingten Zivilisationskrankheiten, wie in Band 1 der Buchreihe berichtet, in besonderem Maße als sogenannte

Alterskrankheiten in Erscheinung treten. Damit wird die Versorgung der pflegebedürftigen alten Menschen in Zukunft ein ernstes, kaum zu lösendes Problem werden, wenn es nicht vorbeugend an der Wurzel angefaßt wird. Auch an diesen Fragen zeigt sich wieder, wie stark sich ernährungsbedingte Krankheiten im sozialen Bereich auswirken und wie untrennbar Ernährungs- und psychologische Probleme verknüpft sind.

Die Initiative zur Generationentrennung sollte von den Eltern ausgehen

Würde im Zusammenleben der Menschen die Richtlinie der Generationentrennung eingehalten und würde dies mehr als eine Art biologisches Gesetz erkannt, dann würden von vorherein nicht so viele schwierige Situationen entstehen. Auch hier ist Vorbeugung besser als Behandlung des bereits eingetretenen Schadens.

Die Eltern selbst sollten dieses Gesetz kennen und danach handeln; sie würden dann nicht an ihre erwachsenen Söhne und Töchter den Wunsch herantragen, bei ihnen wohnen zu wollen, oder sie würden den Wunsch der Jungen, zu ihnen zu ziehen, aus Lebensklugheit ablehnen. Denn nichts ist schwieriger, als nachträglich den

Wunsch äußern zu müssen, man möchte wieder allein wohnen, wenn sich gezeigt hat, daß das Zusammenleben Spannungen bringt. Keiner möchte dem anderen wehtun und das Peinliche vortragen, der andere möge ihn wieder verlassen.

Deshalb bleibt die räumliche Trennung der sicherste Weg, um die Beziehung zwischen den Generationen, die ihre eigenen Gesetze haben, zu verbessern und um unnötige Spannungen zu vermeiden, genauso wie die Lösung von der Elternbindung die Voraussetzung ist, daß die Söhne und Töchter im Erwachsenenalter ein unbefangenes und herzliches Verhältnis zu ihren Eltern bekommen, das befreit ist von etwaigen aus der Kindheit stammenden belastenden Vorstellungen. Die räumliche Trennung reicht aber keineswegs aus, um im praktischen Leben mit dem Generationenproblem fertig zu werden; sie kann die innere Wandlung, die zur selbständigen Persönlichkeit führt, nicht ersetzen, sie aber beträchtlich erleichtern.

Vererbung ein willkommener Vorwand, sich der Verantwortung zu entziehen

Immer wieder sahen wir, daß die Handlungen des Menschen von Vorstellungen abhängig sind, die er in sich trägt, wir sagten, von seinem Weltbild. Ist der einzelne im Lauf der Behandlung einer lebensbedingten Krankheit schon zu der Einsicht gekommen, daß seine Erkrankung mit einer falschen Einstellung – die er bisher für richtig hielt – zu bestimmten Lebensproblemen zusammenhängt und fängt er an zu begreifen, daß eine Heilung nur möglich ist, wenn er seinen Lebensweg so ändert, daß er seinen neuen Kenntnissen gemäß ist, dann kommt nicht selten der Einwand, ob seine Erkrankung nicht überhaupt auf *Vererbung* beruhe. In dieser Frage liegt bereits ein Wunsch und ein angedeuteter Versuch, die Verantwortlichkeit für die Handlungen in der Vergangenheit und noch mehr für die Zukunft abzuschwächen.

Wenn dem Kranken bescheinigt wird, daß seine Krankheit vererbt ist, so bedeutet es für ihn nicht nur, daß er rückwirkend für die Vergangenheit von jeder etwa möglichen Schuld freigesprochen ist, sondern daß er auch für die Zukunft sich nicht der unangenehmen Aufgabe zu unterziehen braucht, sich um neue Erkenntnisse zu bemühen und diesen gemäß seine Lebensführung zu ändern. Da die Vererbung ihm einen Freibrief gibt, krank zu sein, klammert er sich immer gerade in dem Augenblick an die Vorstellung, seine Krankheit sei erblich, wenn er vor die Aufgabe gestellt wird, unangenehmen Situationen nicht in der bisherigen Art auszuweichen.

Solange der Arzt von dem Kranken keine wesentliche Änderung seiner Haltung verlangt, sondern ihm erlaubt, seinen falschen Weg, der ihn in die Krankheit hineingeführt hat, fortzusetzen, wird allerdings der Patient auf die Feststellung, seine Krankheit sei erblich, kein Gewicht legen.

Tablettenverordnung bequemer als Lebensberatung

Dabei ist es ohne Belang, ob der Arzt den Kranken bei seinen falschen Vorstellungen beläßt, weil er sie nicht als falsch erkennt, oder ob er dies aus Bequemlichkeit tut. Denn einen Kranken auf einen anderen Weg zu bringen, ist nicht nur für den Kranken, sondern auch für den Arzt unbequem. Eine lindernde Tablette zu verordnen, ist nicht nur zeitsparender, sondern in jeder Beziehung eine einfachere und bequemere Methode, als mühselig dem Kranken die Zusammenhänge zwischen falschen Vorstellungen oder Fehlern in der Lebensführung und Krankheit auseinanderzusetzen und ihn dann noch zu dem Opfer einer veränderten Lebensführung zu bewegen.

Veranlagung ohne Belang für Behandlung

Fängt aber der Arzt an, von dem Kranken etwas zu verlangen, z. B. daß er die Ernährung oder die Beziehung zu einem bestimmten Menschen ändert, dann möchte der Kranke, sicher zum Teil unbewußt, die Vererbung als Schutz benützen, hinter den er sich zurückziehen kann. Er will durch den Hinweis auf die Vererbung dem Arzt indirekt zu verstehen geben, daß dieser mit der Forderung, die Lebensführung zu ändern oder sich einer bestimmten Behandlung zu unterziehen, auf dem falschen Wege sei. Denn was *erblich* ist, ist ja in den Augen des Kranken nicht besserungsfähig.

Fragt man den Kranken, warum er dann trotzdem eine Heilbehandlung wünscht, obwohl er doch durch seinen Hinweis auf die krankhafte Veranlagung selbst die Unheilbarkeit betont, so ergibt sich meist, daß er im Grunde seines Herzens nicht an die Unheilbarkeit glaubt und daß er vielleicht doch den erkennenden Arzt zu finden hofft, der sich von seinen Winkelzügen nicht täuschen läßt und ihn mit starker Hand aus seiner Unsicherheit befreit. Denn oft fehlt dem Kranken trotz Erkenntnis der Mut, allein, ohne Hilfe, die Erkenntnis in die Tat umzusetzen. Und mancher fühlt, daß er etwas ändern müßte, weiß aber nicht genau, was; oder wenn er es wüßte, fehlte ihm der Mut, diesen Weg zu gehen. Hier kann aber nur ein sicherer Arzt helfen, der die Zusammenhänge klar durchschaut und sich deshalb von der Unsicherheit des Kranken nicht anstecken läßt.

Der Hinweis, eine Krankheit beruhe auf krankhafter Konstitution, hat in diesen besonderen Fällen nicht nur den Nachteil, daß er indirekt die Aktivität und Mitarbeit des Kranken lähmt, sondern er bringt überhaupt in jede Behandlung eine negative Note. Es ist daher günstig, die Vererbung bei jeder Behandlung aus dem Spiel zu lassen.

Das Grundsätzliche soll an einem vereinfachten Modell erklärt werden: Würden hundert Menschen sich zu einem Versuch bereitfinden und ein Jahr lang eine Kost zu sich nehmen, die ein bestimmtes gesundheitsnotwendiges Vitamin nicht enthält, so daß alle Versuchspersonen krank werden müßten, so würde sich die Vitaminmangelkrankheit bei jedem anders äußern können.

Je nach Konstitution, d.h. je nachdem, an

welchem Organsystem der einzelne seinen schwachen Punkt hat, würde die Krankheit in verschiedenen Erscheinungsformen auftreten, beim einen an der Haut, beim anderen an der Leber, beim dritten am Magen usw. Selbst wenn mehrere Personen z. B. an der Haut krankhafte Veränderungen bekämen, könnten diese wiederum in verschiedener Form auftreten, so daß unter den hundert Kranken keiner wäre, der genau dieselbe Erscheinung zeigte. Um diese verschiedenartigsten Krankheiten wieder zu beseitigen, wäre es in diesem Fall nur nötig, ihnen das Vitamin zuzuführen, dessen Fehlen die Krankheiten hervorgerufen hat. Der schädliche Einfluß, in diesem Beispiel der Vitaminmangel, ist die Ursache, *daß* die Krankheit entsteht; *welche* Krankheit entsteht, ist abhängig von der Veranlagung. Dies gilt aber nicht nur für dieses Modellbeispiel, sondern grundsätzlich für jede Krankheit. Die Berücksichtigung der Veranlagung ist also für die Behandlung ohne Bedeutung.

Die Konstitution dient also lediglich zur Erklärung, weshalb der eine zum Beispiel an Tuberkulose erkrankt, wenn bei Anwesenheit von Tuberkelbazillen durch besondere Lebensumstände die Widerstandskraft geschwächt wird, während ein anderer unter denselben Umständen nicht erkrankt. Der verschiedenartige Verlauf der Erkrankung und die unterschiedliche Reaktionsweise auf Behandlungsmaßnahmen erklärt sich wiederum durch die verschiedene Konstitution. Nur insofern muß die Veranlagung berücksichtigt werden.

Übermäßige Strenge erzeugt je nach Veranlagung verschiedene Verhaltensweisen

Erzieht ein Vater drei Kinder übermäßig streng, so werden die Kinder je nach Erbanlage ganz verschieden reagieren können. Das eine Kind beantwortet die übermäßige Strenge mit Widerstand; es widersetzt sich mit um so größerer Energie, je strenger der Vater wird. Diese Opposition kann sich durch das ganze Leben hinziehen, indem der so Erzogene auch im Erwachsenenalter allen autoritären Institutionen gegenüber in Opposition geht. Er unterwirft sich weder der Autorität Gottes, noch der des Staates, noch der seines Vorgesetzten oder anderer Personen, sondern benimmt sich ihnen gegenüber, als stünden sie an seines Vaters Stelle.

Das andere Kind kann auf die übermäßige Strenge unter Umständen ganz gegenteilig reagieren. Es unterwirft sich völlig dem übermächtigen Vater, wagt sich nie zu widersetzen und bleibt auch den Autoritäten im Leben gegenüber der ewig Unterwürfige. Dieser Mensch geht durchs Leben, als ob immer noch ein überstrenger Vater über ihm stünde, auch wenn dieser schon längst gestorben sein sollte.

Es ist möglich, daß das dritte Kind keine solchen überschießenden – der Psychologe würde sagen: neurotischen – Reaktionen zeigt wie die beiden anderen, obwohl es genauso unter der Einwirkung eines überstrengen Vaters stand.

Auch an diesen Beispielen soll gezeigt werden, daß ein und dieselbe Krankheitsursache ganz verschiedene Folgen haben kann, je nachdem, auf welche Konstitution sie trifft. Wäre der überstrenge Vater nicht gewesen, hätte das Kind nicht krankhaft reagiert. Ob Unterwürfigkeit oder Opposition als Reaktion auftrat, war abhängig von der Veranlagung.

Der Kranke darf aber nicht den Hinweis auf die Konstitution als Anlaß benützen, um sich einer ursächlichen Behandlung zu entziehen, und der Arzt darf sich nicht durch konstitutionelle Momente davon abhalten lassen, eine ursächliche Behandlung durchzuführen. Er muß sich sogar umgekehrt um so mehr bemühen, die Behandlung zu verstärken, je anfälliger der

Kranke seiner Veranlagung nach ist. Wenn in einer Familie Migräne zu Hause ist, müssen eben die so veranlagten Kranken den Bohnenkaffee, Tee, Fabrikzucker und die Überziehung ihres Leistungskontos mehr meiden als nichtanfällige. Und wenn jemand eine schwache Bindegewebsanlage hat, muß er eben mehr Fußgymnastik machen und falsche Schuhe und starre Einlagen mehr meiden als ein Bindegewebsstarker. Und wer infektanfällig ist, muß auf eine Vollwertkost achten und durch abhärtende Maßnahmen seine Anpassungsfähigkeit mehr trainieren als ein anderer, dessen schwache Punkte woanders liegen. Jeder muß eben gerade da mit seinen Bemühungen einsetzen, wo sein schwacher Punkt in der Anlage sitzt, und nicht den schwachen Punkt als Ausrede benützen, um sich besonders vor den Aufgaben zu drücken, denen er sich notwendigerweise unterziehen müßte.

Verwechslung von Schuld und Ursache

Eng verbunden mit der Erkenntnis, daß die schwache Anlage von der Verantwortung für die Abstellung der Fehlhaltungen nicht entbindet, ist auch die Frage nach der Schuld. Das Suchen nach Krankheitsursachen und das Aufdecken von Zusammenhängen zwischen Handlungen in der Vergangenheit und Krankwerden mißversteht mancher Kranke in der Weise, als bemühe sich der Arzt darum, dem Kranken klarzumachen, daß er an seiner Krankheit selbst *schuld* sei. Da sich unbewußt etwas in ihm dagegen wehrt, nach einer Schuld zu suchen oder gar eine Schuld eingestehen zu müssen, steht er den ärztlichen Bemühungen so lange mißtrauisch gegenüber, als er Ursache und Schuld miteinander verwechselt.

Diese Verwechslung, der man in der Sprechstunde recht häufig begegnet, führt dazu, daß eine Heilung verhindert wird. Einerseits leidet der Kranke, der mit bestimmten Lebensaufgaben nicht fertig wird, sowieso schon an Schuldgefühlen, gleichgültig ob er den Zusammenhang seines Krankseins mit seiner Fehlhaltung schon erkannt hat oder nicht. Die Erfahrung hat aber gezeigt, daß ein Kranker, der unter dem Bewußtsein einer Schuld steht, so lange nicht gesund wird, bis das Schuldgefühl beseitigt ist. Wenn nun andererseits der Kranke die Aufdeckung von Krankheitsursachen als einen Hinweis auf seine Schuld und damit als einen Vorwurf ansieht, so wird dies nicht gerade zur Besserung seines Krankheitszustandes beitragen. Eine solche Behandlung würde er mit Recht nicht als Hilfe, sondern als Belastung empfinden.

Schuld setzt Kenntnis des fehlerhaften Verhaltens voraus

Daß aus einer Krankheitsursache eine Schuld wird, setzt die Einsicht in das Fehlerhafte des Handelns voraus. Wie das gemeint ist, mag an einem einfachen Beispiel gezeigt werden. Nehmen wir an, eine Mutter habe ihr Kind jahrelang falsch ernährt, etwa nach den Richtlinien der alten Ernährungslehre, die sie für richtig hielt. Nehmen wir weiterhin an, dieses Kind sei durch diese Ernährungsfehler schwer erkrankt und schließlich gestorben, und sie habe nachträglich erfahren und erkannt, daß die *Ursache* der Krankheit, an der das Kind gestorben ist, in der Mangelernährung lag. Dann ist es leicht verständlich, daß sie sich nun schwere Vorwürfe macht, daß sie an dem Tod ihres Kindes schuldig sei. Da sie aber das, was sie getan hatte, für richtig gehalten hatte, kann man lediglich sagen, daß die Fehlernährung die Ursache des Todes war, aber niemals, daß die Mutter dabei eine Schuld trägt.

Hätte dagegen die Mutter genau gewußt, daß

die Nahrung so falsch war, daß sie zu dieser Erkrankung und zum Tode des Kindes führen könnte, und hätte sie trotz dieser Erkenntnis das Kind weiterhin so falsch ernährt, dann würde eine echte Schuld bestehen. Die Mutter hätte dann ja in mörderischer Absicht gehandelt. Solange sie aber von der Richtigkeit ihres Tuns überzeugt war und die Tragweite ihres Handelns aus mangelndem Wissen nicht zu überschauen vermochte, kann von einer Schuld keine Rede sein. Wollte man die wahren Schuldigen an dem Tod dieses Kindes aufzeigen, so wären sie in den Kreisen zu suchen, die sich bemühen, eine Aufklärung des Volkes über krankheitsverhütende Ernährung zu verhindern.

Aus diesem Beispiel soll hervorgehen, daß Schuld ein *Wissen* um das Fehlerhafte der Handlung voraussetzt. Wenn aber ein Mensch erst nachträglich erkennt, daß seine früheren Ansichten und Handlungen falsch waren, so hat er sich durch diese Handlungen nicht schuldig gemacht, auch wenn dadurch Schaden entstanden ist. Andernfalls müßte jede neue Erkenntnis mit einem Schuldgefühl erkauft werden; denn eine neue Erkenntnis über eine Sache bedeutet meist, daß die bisherigen Vorstellungen über diese Sache – und dementsprechend auch die Handlungen – falsch waren. Wenn aber jeder frühere

Fehler mit Schuld gleichgesetzt würde, wäre daraus zu folgern, daß es das beste wäre, wenn man immer auf demselben Bildungsstand bliebe und möglichst keine neuen Erkenntnisse mehr gewönne, um nicht in das Bewußtsein früherer Schuld zu geraten.

Für die Beratung des Kranken ist es von außerordentlicher Wichtigkeit, daß dieser Unterschied zwischen Ursache und Schuld klar herausgearbeitet wird, um den Kranken nicht durch das Erkennen der Krankheits*ursachen* in noch tiefere *Schuld*gefühle hineinzustoßen.

Eine für richtig gehaltene falsche Handlung kann zur unverschuldeten Krankheitsursache werden. Eine Handlung, die ausgeführt wird, obwohl sie als falsch erkannt ist, kann zu einer mit Schuld behafteten Krankheitsursache werden.

Schuld entsteht bei einer mit vollem Bewußtsein und mit voller Erkenntnis begangenen unrechten Handlung.

Man kann nicht unschuldig schuldig werden

Wenn Schuld das Wissen um das Unrechtmäßige des Handelns voraussetzt, so kann auch niemand *unschuldig schuldig* werden. Dieser irreführende und in sich widersprüchliche Ausdruck, daß jemand unschuldig schuldig werden könne, wird manchmal benützt, wenn damit zum Ausdruck gebracht werden soll, daß jemand durch seine Handlung, die er nach bestem Wissen und Gewissen für richtig hielt, anderen oder sich selbst leiblichen oder seelischen Schaden zugefügt hat. Da in diesem Fall ausdrücklich feststeht, daß er unschuldig ist, kann er nicht zugleich schuldig sein. Er hat dann zwar den Schaden verursacht, mag auch juristisch dafür zur Verantwortung gezogen werden, aber eine Schuld im moralischen Sinne liegt nicht vor. Da dieses *Unschuldig-schuldig-Werden* keine Schuld darstellt, können wir nur den Schluß daraus ziehen, daß uns dafür noch ein passender Ausdruck fehlt, der noch geschaffen werden müßte. Solange in der Sprache dafür noch kein Begriff vorliegt, ist es nicht gut, diesen Begriff zu gebrauchen und damit Menschen unberechtigt mit Schuldkomplexen zu beladen. Da ein nichthölzernes Holz kein Holz sein kann, kann es auch nicht Holz genannt werden.

Es gibt verschiedene Stufen der Erkenntnis

Noch ein anderer Schluß muß aus der Erkenntnis, daß Schuld ein bestimmtes Wissen von dem

Unrichtigen der Handlung voraussetzt, gezogen werden: Unwissenheit macht unbefangen, Wissen bringt Verpflichtung und die Gefahr, schuldig zu werden.

Hier begegnet man häufig dem Einwand, daß viele Menschen zwar wüßten, daß das, was sie tun, nicht richtig sei, sie aber trotzdem das Unrechte täten. Wenn man diese Einwände genauer prüft, stellt sich aber heraus, daß es mit dem Erkennen des Unrechten nicht so einfach ist, wie es zunächst erscheint. Es zeigt sich dabei, daß es ein *Erkennen auf verschiedenen Stufen* gibt.

Was mit den verschiedenen Erkenntnisstufen gemeint ist, soll wieder an einem einfachen konkreten Beispiel verdeutlicht werden. Nehmen wir an, ein Mensch hat eines Tages gehört, daß Vollkornbrot gesünder sei als Graubrot. Bedeutet dieses Hören bereits eine ausreichende Erkenntnis, um von diesem Augenblick an statt Graubrot Vollkornbrot zu essen? Doch sicher nicht.

Eine Unterhaltung mit diesem Menschen, der trotz des *Wissens* um die gesundheitlichen Vorteile des Vollkornbrotes Graubrot ißt, ergibt, daß er die genaueren Gründe, weshalb er Vollkornbrot essen soll, überhaupt nicht kennt. Es zeigt sich auch, daß er nicht weiß, was für

Schäden durch den Graubrotgenuß entstehen. Ein weiteres Argument beweist sein geringes Wissen: Er meint, wenn die künstlichen Auszugsmehle schädlich wären, würde der Staat ihre Herstellung nicht erlauben. Seine naiven Vorstellungen von den Pflichten des Staates beruhen ebenso auf mangelnder Erkenntnis wie die verbreitete Ansicht, Graubrot und Weißbrot könnten nicht so schädlich sein, da es ja fast alle essen. Auch darin, daß der größte Teil der Ärzte kein Vollkornbrot verordnet, sondern Weißbrot für besser hält, sieht dieser Mensch einen indirekten Beweis, daß es mit dem Gesundheitswert des Vollkornbrotes nicht so viel auf sich haben kann.

Aber trotz aller dieser Einwände gegen das Vollkornbrot, die sich erst bei näherer Unterhaltung herausstellen, behauptet der Mensch doch, er *wisse*, daß Vollkornbrot besser sei als Graubrot. Dies bedeutet, daß *Wissen* nicht gleich *Wissen* ist; das heißt, daß es verschiedene Erkenntnisstufen gibt.

Nur die Erkenntnis auf oberster Stufe, nur die volle Erkenntnis, die ein umfassendes Wissen voraussetzt, führt zur entsprechenden Handlung, von der man sagen kann, sie geschehe nach dem Motto, der Mensch tue das, was er als richtig erkannt habe.

Wenn er also, um bei dem Vollkornbrotbeispiel zu bleiben, *weiß*, daß Vollkornbrot besser ist als Weiß-, Grau- und Schwarzbrot, aber trotzdem das minderwertige Brot ißt, so muß man daraus den Schluß ziehen, daß er durchaus nicht in ausreichendem Maße die Zusammenhänge erkannt hat, da ihm noch viel notwendiges Einzelwissen fehlt.

Demselben Sachverhalt begegnet man bei allen Handlungen, bei denen es so scheint, als habe der Mensch das nötige Wissen, handle aber trotzdem gegen bessere Erkenntnis. Bei näherer Analyse dieses Tatbestandes wird sich immer mit Sicherheit herausstellen, daß die Erkenntnis nicht ausreichend war, um eine solche Handlung auszuführen, die volle Erkenntnis erfordert. *Die Handlung entspricht immer der jeweiligen Erkenntnisstufe.* Wandelt sich die Erkenntnis, wandelt sich automatisch das daraus entspringende Handeln.

Tabakentwöhnung setzt höchste Erkenntnisstufe voraus

Diese Regel gilt auch für das Raucherproblem, das dadurch kompliziert ist, daß hier durch die Sucht das Handeln nach Einsicht erschwert ist.

Natürlich ist nicht jeder Raucher dem Tabak so hörig, daß er als süchtig bezeichnet werden muß. Man kann die nichtsüchtigen Raucher an einem einfachen Test erkennen. Sie erwidern auf die ärztliche Frage, ob sie das Rauchen lassen könnten, ohne lange Überlegung, daß ihnen dies gar nichts ausmachen würde. Unter diesen finden sich auch die Gelegenheitsraucher und solche, für die die Zigarre noch einen echten Genuß bedeutet, während der süchtige Raucher sich in einem ständigen Leidenszustand befindet, solange er nicht mit Rauchen beschäftigt ist. Für ihn ist der Vorgang des Rauchens kein wesentlicher Genuß mehr, sondern das Rauchen ist Ausdruck eines Zwanges, ein gieriges Verlangen zu stillen.

Wie sich am Morphium, Kokain und an anderen Rauschgiften erkennen läßt, ist eines der Kennzeichen der Sucht, daß die Einsicht in das Zerstörerische des Genusses nicht ausreicht, um den Genuß aufzugeben. Grundsätzlich gilt dasselbe auch für die Sucht des Rauchers, des Alkoholikers und derjenigen Kaffee- und Teetrinker, die nicht mehr davon loskommen, – wenn auch in geringerem Maße als bei den Rauschgiftdrogen. Aber gerade beim Rauchen läßt sich deutlich zeigen, daß sogar die Sucht durch die höchste Erkenntnisstufe überwunden werden kann. Einen Raucher, der in der Sucht steckt, zum

Nichtrauchen zu bringen, ist solange absolut unmöglich, als ausreichendes Wissen über Zusammenhänge zwischen Rauchen, geistiger Grundhaltung und Gesundheitsschädigung fehlt. Gerade weil der erschwerende Ausnahmezustand der Sucht vorhanden ist, ist die höchste Erkenntnisstufe absolut unerläßlich, um das Ziel zu erreichen.

Die mittlere Stufe der Erkenntnis, daß Rauchen schädlich sei, wie sie dem landläufigen Wissen entspricht, ist niemals ausreichend, um vom Rauchen loszukommen. Dies zeigt die tägliche Beobachtung.

Daß auch bei demjenigen Raucher, der behauptet, er wisse ganz genau, wie schädlich das Rauchen sei, mangelnde Erkenntnis das Haupthindernis ist, die Sucht zu überwinden, zeigt wiederum nur das eingehendere Gespräch. Dieser scheinbar Wissende bringt eine ganze Kette von Argumenten, die dartun sollen, daß Rauchen doch nicht so schädlich sein kann, wie *manche* behaupten.

Die Einwände des Rauchers ...

Schon die Tatsache, daß nicht alle von der Schädlichkeit des Rauchens überzeugt sind, ist für den Raucher ein ernster Grund zum Zweifeln. Er meint, wenn es wirklich schädlich wäre, müßten es doch alle wissen.

Ein ganz stichhaltiger Einwand erscheint ihm, daß ein großer Teil der Ärzteschaft das Rauchen nicht für schädlich hält, mindestens das Rauchen duldet und die möglichen Nachteile bezweifelt oder bagatellisiert. Wenn das Rauchen schädlich wäre, müßten doch alle Ärzte das wissen; *sie haben ja alle dasselbe studiert,* ist ein Einwand, den man häufig vom Raucher, der sein Tun rechtfertigen möchte, zu hören bekommt.

Dieser peinliche Einwand ist schwer zu widerlegen, ohne zuzugeben, daß die versteckte Anklage gegen einen Teil der Ärzte berechtigt ist. Man kann diesen Teil der Ärzte mit ihrer eigenen Süchtigkeit zu *entschuldigen* versuchen, die ihre Objektivität verringert. Denn meistens sind es die Raucher unter den Ärzten, die bei den Gefahren des Tabaks beide Augen verschließen. Man kann sich auch mit der Behauptung herauszureden versuchen, manche Ärzte hätten sich mit den Zusammenhängen zwischen Rauchen und Lungenkrebs und mit der Nikotinwirkung auf das vegetative Nervensystem und den Kreislauf nicht genügend beschäftigt, so daß ihnen eben das nötige Wissen auf diesem Gebiet fehle.

Um auch diese Vorwürfe noch zu mildern, kann man die Zuflucht zur Zeitnot nehmen, die den Arzt daran hindere, Literatur, in der die Beweise wissenschaftlich erbracht sind, gründlich zu studieren. Der nächste Punkt, mit dem derjenige Raucher, der die Schädlichkeit des Rauchens zugibt, es aber trotzdem verteidigt, ist sein Hinweis, daß in der *Wissenschaft* selbst noch keine Einigkeit über diese Fragen bestünde. Jeden Tag stehe in den Zeitungen genauso viel für wie gegen das Rauchen, und dabei würden immer berühmte Wissenschaftler zitiert.

Wie kann der unbefangene Mann auf der Straße ahnen, daß diese scheinbare Unklarheit in der *Wissenschaft* von Interessengruppen inszeniert ist, um ihr durchsichtiges Ziel zu erreichen, eben daß der Zweifel an der Schädlichkeit des Tabaks erhalten bleibt. Dadurch, daß in kluger Weise die Möglichkeit der Schädlichkeit nicht geleugnet wird, andererseits aber in unwahrer Weise behauptet wird, die Schädlichkeit sei wissenschaftlich noch nicht einwandfrei erwiesen, wird im Volk der beabsichtigte Eindruck erweckt, als ob die hohe Wissenschaft immer noch zum Wohl der Menschheit um die Wahrheit ringe.

Angesichts der seit Jahrzehnten vorhandenen Fülle von wissenschaftlichen, unwiderlegbaren

Beweisen für die Schädlichkeit des Rauchens kann man dieses raffinierte Spiel mit der Unwissenheit der gutgläubigen Massen nur als teuflisch bezeichnen. Aber immerhin gelingt es mit diesem endlos wiederholbaren Trick, den Zweifel an der Schädlichkeit des Rauchens aufrechtzuerhalten. Die Masse wird auf der untersten Erkenntnisstufe festgehalten: Das Rauchen sei zwar schädlich; aber so schädlich, daß man es deshalb meiden müsse, sei es natürlich nicht; denn es genüge nicht, daß die Schädlichkeit schon mal nachgewiesen sei; dieser Nachweis müsse immer und immer wieder neu erbracht werden, damit er als wissenschaftlich bezeichnet werden könne.

Dazu kommen die bekannten Geschichten vom Großvater, der immer Pfeife geraucht habe und beinahe neunzig Jahre alt geworden ist, oder von einem guten Bekannten, der noch viel mehr rauche und dabei ganz gesund sei.

In diesem Zusammenhang geht es nicht so sehr darum, daß der Betreffende mit diesen Einwänden zeigt, wie wenig er das Grundsätzliche begriffen hat, sondern das Wesentliche ist, daß er – gleichgültig ob die vorgebrachten Argumente richtig oder falsch sind – damit zeigt, daß er von der Schädlichkeit des Rauchens keineswegs überzeugt ist: Seine Erkenntnisstufe ist noch nicht so hoch, daß er daraus den Schluß ziehen würde, er müsse das Rauchen aufgeben.

... und ihre Widerlegung

Der Wichtigkeit des Problems wegen soll auf das Fehlerhafte dieser Einwände eingegangen werden. Zunächst ist zu betonen, daß die Menschen früherer Generationen noch nicht den zusätzlichen Schädlichkeiten der Zivilisation ausgesetzt waren, wie es bei der heute lebenden Generation der Fall ist. Dazu kommt, daß sich die *Sünden der Väter* oft erst in den nachkommenden Generationen auswirken können. Dabei sei auf die in Band 1 erwähnten Forschungsergebnisse Bernáseks hingewiesen, der in Tierversuchen gezeigt hat, daß Schäden durch vitalstoffarme Ernährung oft erst nach Generationen in Erscheinung treten.

Ferner ist mit einem Einzelbeispiel nie ein grundsätzlicher Beweis zu erbringen, da bekanntlich die Ausnahme die Regel bestätigt. Zudem muß die individuelle Empfindlichkeit des einzelnen berücksichtigt werden. Denn wenn alle Menschen auf jeden Reiz gleich reagierten, wäre es ein leichtes, alle Regeln des Lebens in einem klugen kleinen Buch zusammenzustellen;

man brauchte dort nur nachzulesen, und ein Arzt wäre nicht mehr nötig.

Auch die Anlaufzeiten, bis der Schaden sich als Krankheit spürbar und nachweisbar äußert, sind bei den einzelnen Menschen sehr verschieden. Das Nikotin ist ein spezifisch auf das vegetative Nervensystem wirkendes Gift; der Sympathikotoniker (s. o.) wird daher ganz andere Krankheitserscheinungen bekommen als der Vagotoniker. Ferner ist das Freisein von Beschwerden in der ersten Zeit des Rauchens kein Beweis für seine Unschädlichkeit oder dafür, daß später nicht ernste Schäden auftreten können. Und schließlich ist es auch noch ein Unterschied, ob Pfeife oder Zigaretten geraucht werden.

Je energischer der Raucher sein Rauchenmüssen verteidigt, obwohl er behauptet, er wisse um die Schädlichkeit, auf einer um so niedrigeren Erkenntnisstufe steht er. Um vom Rauchen loszukommen, ist aber – wie betont – die höchste Erkenntnisstufe nötig. Meine ärztliche Erfahrung hat ergeben, daß es dann sogar möglich ist, die Sucht zu durchbrechen. Praktisch heißt dies, daß es gelingt, jeden Raucher, auch den süchtigsten und passioniertesten, vom Rauchen wegzubringen, wenn man ihm nicht nur sagt, daß es schädlich sei und daß er Lungenkrebs, Magengeschwür und Herzinfarkt bekommen könne, sondern wenn man so weit in Einzelheiten geht, als es die geistige Struktur des einzelnen erfordert. Dazu ist natürlich ein gewisses Einfühlungsvermögen und psychologisches Geschick nötig.

Obwohl es hier nicht darum geht, die Gesundheitsschäden durch das Rauchen zu schildern, sondern nur darum, klarzumachen, wie weit unsere Handlungen von dem Grad der Erkenntnis abhängig sind, so soll doch für Interessierte auf die Zusammenstellung *Rauchen und Gesundheit* hingewiesen werden, die vom Royal College of Physicians, London, herausgegeben und im Hyperion-Verlag erschienen ist. Sehr empfehlenswert sind auch die Broschüren des bekannten Tabakforschers Lickint *Zigarette und Lungenkrebs* und *Nikotin und Kreislauf*, erschienen im Hoheneck-Verlag, Hamm, Westfalen. Eine besonders eindrucksvolle Darstellung des Problems hat Dr. J. G. Schnitzer gegeben: *Rauchen?*, erschienen im Schnitzer-Verlag, St. Georgen.

Einschränkung des Rauchens ist keine Endlösung

Daß die Einschränkung des Rauchens auf die Dauer keinen Erfolg bringt, sei nur nebenbei bemerkt. Hier nützt nur radikales Aufgeben, dessen Qual nach einigen Wochen endgültig vorbei ist, während die Einschränkung des Rauchens eine endlose Quälerei bedeutet, womit das Ziel, von der Sucht befreit zu werden, nicht erreicht wird.

Rauchen eine Ersatzbefriedigung

Ähnlich wie beim Verlangen nach Süßigkeiten spielt auch beim Rauchen die Ersatzbefriedigung eine wichtige Rolle. Mancher greift zur Zigarette, um sich über seine Unfähigkeit hinwegzutäuschen, die eigentlichen Quellen der Freuden, die das Leben bietet, auszuschöpfen. *Was habe ich noch vom Leben, wenn ich nicht mehr rauchen darf?* Dieser Ausspruch zeigt mit erschreckender Deutlichkeit, wie dürftig es um das Leben dieses Menschen bestellt sein muß, und in welchem Maße er versäumt hat, sein Leben mit einem befriedigenden Inhalt zu erfüllen.

Für manchen ist die Zigarette ein Ausdruck der Verbitterung und Vereinsamung; mancher weiß infolge geistiger Armut außerhalb der Berufsarbeit mit nichts anderem seine Zeit lustvoll zu gestalten als mit der Zigarette. In dieselbe Richtung weisen auch statistische Angaben, wonach unter den intelligenten Schülern die Zahl der Nichtraucher größer ist als bei den dümmeren.

Wieder andere ziehen sich vor den Unbilden des Lebens zu ihrer Zigarette zurück; in diesem Fall steht das Rauchen auf derselben Stufe wie das Daumenlutschen des Kindes; es zieht sich vor den Unfreundlichkeiten des Lebens in sich zurück und greift zu der einfachsten und jederzeit zur Verfügung stehenden Form der Ersatzbefriedigung.

Manche Umstände, die ursprünglich zum Rauchen verleitet haben, mögen im Laufe der Zeit für den Betreffenden ihre Bedeutung verloren haben; an ihre Stelle ist dann einfach die Gewöhnung getreten; das Rauchen ist dann eine Art Beschäftigungsneurose.

Der Raucher bedarf des Mitleids und der Hilfe

Erst wenn alle ursächlichen Faktoren berücksichtigt werden, die ursprünglich zum Rauchen geführt haben und die bewirken, daß der Raucher nicht mehr davon loskommt, kann auch der Weg gefunden werden, ihn aus seinen Fesseln zu befreien. Eine weitere Voraussetzung für fremde Hilfe ist, daß der Raucher in Not ist. Am häufigsten äußert sich die Not in Krankheit. Und deshalb obliegt am ehesten dem Arzt die Pflicht, hier zu helfen. Er hat dazu auch bessere Möglichkeiten als jeder andere. Wer die Zusammenhänge in der ganzen Tiefe durchschaut hat, kann dem Raucher gegenüber nichts anderes empfinden als Mitleid; der Raucher ist ein armer Unwissender, der zudem als Sklave seiner Sucht die Freiheit verloren hat. Der Süchtige kennt nicht mehr das Hochgefühl, das eine Gestaltung des Lebens nach freier Entscheidung in sich birgt. Er bedarf daher wie kaum ein anderer unseres Mitleids und des vollen Einsatzes unserer Hilfe, die in der Vermittlung der nötigen Einsichten und Erkenntnisse besteht.

Daß der bloße Wille, hinter dem keine Erkenntnis steht, nicht das geringste zu erreichen vermag, habe ich weiter oben bei der Erörterung des *Willens als Krankheitsursache* darzustellen versucht. Man hört zwar täglich, das Abgewöhnen des Rauchens sei eine reine Willenssache; bei genauerer Analyse zeigt sich aber, daß es eine Sache der Erkenntnis ist. Man *will* nichts, was man nicht zuvor als richtig erkannt hat.

Was am Beispiel des Rauchens gezeigt werden sollte, gilt in der gleichen Weise für verschiedene andere Lebensgebiete. In welchem Maße zum Beispiel der Kranke den Fabrikzucker, die Auszugsmehle und den Kaffee meidet, ist ebenfalls abhängig von dem Grad seiner Erkenntnisse über Zusammenhänge dieser Stoffe mit seiner Erkrankung. Nur liegen beim Zucker und Auszugsmehl die Verhältnisse etwas einfacher, da hier nur Gewohnheiten abzubauen sind und nur selten echte Sucht vorliegt.

Die Rolle des Arztes

Die Nachteile des Spezialistentums

Wir haben nun zur Genüge erkannt: Die Handlungen des einzelnen Menschen sind in allen Lebensbereichen von seinem Erkenntnisgrad abhängig. Ihm entspricht auch sein jeweiliges Weltbild. Andererseits wird der Erfolg ärztlicher Behandlung nicht nur vom Weltbild des Kranken bestimmt, sondern in noch stärkerem Maße von dem Erkenntnisgrad des Arztes. Auch auf diesem Gebiet hat sich in den letzten Jahrzehnten durch die Spezialisierung eine Wandlung vollzogen, deren nachteilige Folgen ebenfalls offen ausgesprochen werden müssen.

Die meisten Kranken täuschen sich in der Einschätzung des Spezialisten. Sie glauben, die größte Sicherheit richtiger Behandlung zu haben, wenn sie den Spezialisten zu Rate ziehen, übersehen dabei aber, daß der Spezialist meist nur imstande ist, den Anteil der Erkrankung zu erkennen, der in sein Fachgebiet fällt. Er kann dementsprechend auch nur eine Teilbehandlung eines Körperteils durchführen ohne genügenden Bezug auf den gesamten Organismus.

Deshalb findet man häufig, daß die Diagnose und entsprechend die Behandlung nicht in erster Linie von der Art der Erkrankung bestimmt wird, sondern von der Auswahl des Facharztes, die der Kranke selbst trifft.

Geht er zum Hals-Nasen-Ohrenarzt, darf er sich nicht beklagen, wenn er mit rein örtlichen Methoden an einem der Organe behandelt wird, die in den Bereich dieses Spezialisten gehören.

Geht er zum Chiropraktiker, wird er selbstverständlich chiropraktisch behandelt; geht er zum Orthopäden, darf er keine andere Behandlung als eine orthopädische erwarten.

Beim Frauenarzt werden die Geschlechtsorgane örtlich oder hormonell behandelt.

Und wenn der Chirurg meint, daß an einer bestimmten Erkrankung nichts zu machen sei, so soll dies lediglich heißen, daß der Chirurg keine Möglichkeit kennt, diese Erkrankung operativ zu behandeln. Es ist damit nicht gesagt, daß nicht ein Vertreter eines anderen Fachgebietes doch eine Behandlungsmethode, wenn auch ganz anderer Art, kennt.

Es vergeht kaum ein Tag, an dem ich nicht einen Kranken treffe, dessen ernährungsbedingte Zivilisationskrankheit nicht als solche erkannt ist, weshalb er von seinem Spezialisten die

Beurteilung bekommt, an dieser Erkrankung sei nichts zu machen, damit müsse er sich abfinden.

Dasselbe gilt für viele lebensbedingte Erkrankungen, deren Ursache der Teilarzt gar nicht erkennen kann, während es für den Ganzheitsarzt ein leichtes sein kann, die Zusammenhänge mit dem Leben zu erkennen und dem Patienten durch entsprechende Ratschläge zu helfen.

Der Kranke selbst erkennt nicht, daß der Spezialist als Fachmann auf seinem Gebiet zwar hervorragendes Technisches leisten kann, daß er aber überfordert ist, wenn er Befunde und Zusammenhänge erkennen soll, die außerhalb seines Bereiches liegen.

In zunehmendem Maße erfährt der Spezialist seine Ausbildung vom Spezialisten. Dadurch wird zwar eine immer perfektioniertere Technik erzielt, während das Verständnis für die Zusammenhänge mit dem Ganzen immer mehr verloren geht. Diese negative Entwicklung bringt von Jahrzehnt zu Jahrzehnt immer größere Nachteile mit sich, da immer weniger Ausbilder zur Verfügung stehen, die noch das Ganze sehen und lehren könnten. Und der Teilarzt sinkt immer mehr zum mechanischen Handwerker herab, so daß man schon vom Frauenarzt als vom *Unterleibsmechaniker* gesprochen hat.

Der Spezialist hat seine vollste Berechtigung,

wenn es gilt, einen mechanischen Eingriff vorzunehmen, der eine spezielle Schulung voraussetzt. So sind zum Beispiel komplizierte Hirnoperationen und die vorangehende Diagnostik nur durch einen Stab hochqualifizierter Spezialisten möglich. Diese faszinierende Technik, die oft als Beispiel für die großen Fortschritte in der Medizin angeführt wird, darf aber nicht darüber hinwegtäuschen, daß sie nur selten eine echte Heilung zu erzielen vermag, sondern meistens in den Endstadien einer Krankheit durch einen mehr oder weniger verstümmelnden Eingriff das Leben retten oder verlängern kann; oder es werden Beschwerden durch das Opfern eines Organs oder Organteils gelindert. Bei der Gallensteinoperation wird die Befreiung von dem Schmerz mit dem Verlust der Gallenblase bezahlt; beim Magengeschwür werden zwei Drittel des Magens geopfert; man sucht das Problem häufiger Mandelentzündungen durch Wegnahme des Organs zu lösen.

Durch vorbeugende Maßnahmen bei richtiger Lebensführung könnten diese Erkrankungen verhütet werden. Wurde die Vorbeugung, wie üblich, versäumt, könnte durch eine Richtigstellung der Fehler das Fortschreiten der Erkrankung aufgehalten werden; wird auch dies versäumt, steht am Ende der Krankheitsentwicklung die Entferung des unheilbaren Organs. So ist der verstümmelnde Eingriff meist letztes Glied der Kette als Folge versäumter Heilbehandlung.

Der aufgeteilte Kranke

Es gibt nur wenige Erkrankungen, die sich in der Störung eines einzigen Organs äußern; meist macht sich eine Erkrankung gleichzeitig durch die verschiedenartigsten Beschwerden und an verschiedenen Organsystemen bemerkbar. Da aber der Kranke die Tatsache verkennt, daß es sich um eine Grundkrankheit handelt, trifft man alltäglich die groteske Erscheinung, daß er für jede Beschwerde und jedes Organ einen anderen Teilarzt aufsucht.

Für die herabgesetzte Widerstandsfähigkeit gegen Infekte sucht er den Hals-Nasen-Ohrenarzt auf, der die Kieferhöhle spült und zur Mandelherausnahme rät; die Verstopfung kuriert der Patient allein mit Abführmitteln; wegen der Periodenstörungen ist die Patientin beim Frauenarzt, die Kreuzschmerzen behandelt der chiropraktisch tätige Arzt, wegen der Schmerzen in den Füßen bekommt der Kranke beim Orthopäden Einlagen; das wertvolle Organ Herz vertraut er bei Herzklopfen und Beklemmungen dem Herzspezialisten an; wegen des gestörten Schlafs und der allgemeinen Leistungsunfähigkeit, die er als *Nerven* bezeichnet, sucht er den Nervenarzt auf, der ihm mit Beruhigungs- und Schlafmitteln, die er nebenbei von den anderen Ärzten auch schon verordnet bekommen hatte, zu helfen sucht, während er die Bauchorgane meistens dem Internisten anvertraut. Dieser stellt die fast jede Krankheit begleitende Störung des Chemismus anhand von Blutproben fest und behandelt die Leber. Da sich zudem zahlreiche Krankheiten auch an Veränderungen der Haut äußern, läßt es sich nicht vermeiden, daß oft auch der Hautarzt durch Verordnung von Salben, die meist Nebennierenrindenhormone enthalten, an dem Reigen der behandelnden Teilärzte beteiligt ist.

Jeder der Beteiligten tut nach den Möglichkeiten seines Fachgebietes sein Bestes. Aber falls es sich um eine Vitalstoffmangelkrankheit handelt, wäre keiner Imstande, die einfache Lösung zu erkennen und durch Abstellung der Ernährungsfehler den gesamten Symptomkomplex zum Verschwinden zu bringen. Das röhrenförmige Gesichtsfeld des Teilarztes ermöglicht es ihm überhaupt nicht, das ganze Krankheitsbild zu überschauen.

So besteht auch beim Psychotherapeuten die Gefahr, daß er den ernährungsbedingten Anteil der Erkrankung übersieht, wie andererseits beim Ernährungsfachmann die Möglichkeit besteht, daß er die biographisch wichtigen Komponenten in der Vorgeschichte übersieht.

Die Anklage gilt dem System, nicht dem einzelnen

Und doch trifft keinen der beteiligten Teilärzte die Schuld dafür, daß eine sinnvolle Behandlung der Grundkrankheit nicht stattfindet, weil keiner da ist, der sie erkennen kann, und weil es keinen Arzt mehr gibt, der für den ganzen Körper zuständig ist. Dem praktischen Arzt standen diese Aufgaben ursprünglich zu, und er wäre auch heute noch dazu berufen, diese verlorene Einheit wiederherzustellen. Aber leider findet sich mancher praktische Arzt zu schnell zu der Rolle des Verteilers an die einzelnen Teilärzte bereit, wenn nicht der Kranke selbst schon die Überweisung zum Facharzt fordert oder ihn von sich aus schon aufsucht.

Diesem Trend des Laien zum Facharzt liegt auch die schiefe Vorstellung zugrunde, daß der Spezialist mehr könne als der Allgemeinarzt, während praktisch das Mehrkönnen im Detail dadurch ausgeglichen wird, daß er auf den außerhalb seines Fachgebietes liegenden Gebieten entsprechend weniger weiß.

Das Wesentliche kommt am besten in der witzigen Definition des Spezialisten zum Ausdruck: Er ist ein Mann, der von immer weniger immer mehr weiß, bis er schließlich von Nichts alles weiß.

Als zwangsläufige Folge der Überschätzung des Facharztes von Seiten des Laien läßt sich nachweisen, daß auch die jungen Ärzte selbst immer mehr zur Facharztausbildung neigen. Und unglücklicherweise wird diese Tendenz noch dadurch gefördert, daß von den Krankenversicherungen für ein und dieselbe ärztliche Leistung wesentlich mehr vergütet wird, wenn sie ein Facharzt ausführt, als wenn sie vom praktischen Arzt erbracht wird.

Durch diese widersinnige Regelung wird nicht nur beim Kranken der falsche Eindruck erweckt, als sei dieselbe Leistung minderwertiger, wenn sie der Hausarzt durchführe, sondern sie unterstützt auch die unberechtigte Überschätzung des Spezialisten und reizt den Ärztenachwuchs dazu an, Spezialist zu werden. Diese unheilvolle Entwicklung wird die Krise in der Medizin in der Zukunft noch weiter verschärfen. Daß dies nicht genügend erkannt wird, geht daraus hervor, daß auch in den Plänen der Hochschulreform des medizinischen Studiums die Neigung zu einer stärkeren Spezialisierung gefördert wird.

Bekannt sind die scharfen Worte des großen Arztes Bier über den Spezialisten: *Vor jedem Loche sitzt ein Spezialist. Mit einer spezialistisch-überfeinerten Diagnostik pfuscht man der Natur ins Handwerk, deren Selbstregulierung der Gesundheitsstörungen dadurch in der ganzen Breite übersehen wird.*

Ein anderer Arzt sagt: *Niemand ist ungeeigneter, den Menschen zu verstehen, als der Spezialist.* In erschütternder Deutlichkeit kommt damit zum Ausdruck, daß die Neigung zur immer stärkeren Spezialisierung zugleich bedeutet, daß es in der medizinischen Wissenschaft immer weniger darum geht, den Menschen zu verstehen und ihn als geistiges Wesen zu erkennen und anzuerkennen. Die Folge dieser Betrachtungsweise ist, daß der Patient häufig als naturwissenschaftlich interessantes Studienobjekt fungiert und die Therapie auf eine möglichst einfache und rasche Linderung der einzelnen unangenehmen Symptome abgestellt wird.

Es ist der Sieg der Mechanistik über den

Priesterarzt. Wenig ist übriggeblieben von der Auffassung eines Paracelsus vom Arzt: *Im Herzen wächst der Arzt, aus Gott geht er, die höchste Kraft der Arznei ist die Liebe.*

Kurze Zusammenschau

Auch dieser Band der Buchreihe *Aus der Sprechstunde* ist aus der praktischen Erfahrung geschrieben. Es war dabei nicht zu vermeiden, daß an den üblichen Behandlungsmethoden, die sich vielfach zu sehr in einer symptomatischen Linderungsbehandlung erschöpfen, scharfe Kritik geübt wurde. Da eine Heilbehandlung die Kenntnis der Ursachen voraussetzt, war es notwendig, die Ursachen, die in der geistigen Haltung des Menschen liegen, zu besprechen. Sie ist es, die bestimmt, wie der einzelne auf alles, was das tägliche Leben bringt, reagiert und wie er damit fertig wird. Störungen der zwischenmenschlichen Beziehungen, Eheprobleme, Ursachen und Folgen der nichterfolgten Lösung von der Elternbindung, die Fehleinschätzung des Wissens, die Hintergründe der Angst und Unsicherheit – demonstriert am Beispiel der Schwangerschaft –, Erziehungsfragen, Probleme der Altenpflege, die Einstellung zu den

Genußmitteln und andere Lebenssituationen, die zu Krankheiten Anlaß geben können, wurden beispielhaft besprochen, um daran die Grundregel aufzuzeigen, daß jeder Verstoß gegen Grundgesetze des Lebens sich als Krankheit rächt.

Zum Verständnis der Zusammenhänge, auf welche Weise Lebensschwierigkeiten zu Funktionsstörungen der Organe führen, war auf die zentrale Bedeutung des Organs vegetatives System hinzuweisen, das die Funktionen der anderen Organe steuert, ihre Zusammenarbeit gewährleistet und zwischen der Außenwelt und dem Organismus vermittelt.

Im Gegensatz zu den ernährungsbedingten Krankheiten, deren Behandlung mit einer vitalstoffreichen Vollwertkost der Kranke selbst in relativ einfacher Weise durchführen kann, liegen die Verhältnisse bei der Behandlung der lebensbedingten Krankheiten infolge der Vielseitigkeit des Lebens schwieriger.

Trotzdem bringt das vermittelte Wissen mit der Fülle von Hinweisen eine unschätzbare Hilfe in der Gestaltung des Lebens. Es ermöglicht den Kranken, selbst Fehler in der Lebensführung und -auffassung zu erkennen, deren Abstellung genauso wichtig ist wie die der Ernährungsfehler. Schon dieses Wissen ist Goldes wert; kurz skizziert sollen folgende Erkenntnisse vermittelt werden:

I. Jede Krankheit hat Ursachen, auch wenn sie dem einzelnen (oder überhaupt) unbekannt sind.

II. Nur eine Behandlung, die die Ursachen berücksichtigt, ist eine Heilbehandlung.

III. Was die Ursachen betrifft, unterscheiden wir ernährungsbedingte und lebensbedingte Krankheiten.

IV. Das Leben bringt viele Möglichkeiten, Fehler zu machen, wodurch Krankheiten entstehen.

Diese Fehler im einzelnen darzustellen, war Aufgabe dieses Buches. Ihre Kenntnis bringt folgenden Nutzen:

1. Sie schützt vor der Gefahr, daß nur an Symptomen herumkuriert wird.
2. Sie schützt vor Behandlung mit untauglichen Mitteln.
3. Sie feit davor, auf die tausend wohlgemeinten Ratschläge hereinzufallen, mit denen Kranke und Gesunde heute so freigebig bedacht werden.
4. Sie setzt den Kranken instand, von sich aus Fehler zu vermeiden und so Krankheiten vorzubeugen oder bei der Heilung bereits bestehender Krankheiten aktiv mitzuhelfen.

5. Sie vermittelt Krankheitseinsicht.
6. Dadurch beseitigt sie das Gefühl des Unheimlichen, das jeder unklaren Krankheit anhaftet und die Heilung erschwert.
7. Sie gibt Sicherheit und nimmt die Angst.
8. Sie schafft die Voraussetzungen für eine erfolgreiche Heilbehandlung.
9. Sie unterstützt die Behandlung des Arztes, indem sie das Verständnis für seine Maßnahmen vorbereitet und erleichtert.
10. Sie entlastet den Arzt.
11. Sie festigt das Vertrauen zum Arzt oder stellt das Vertrauen, das bei lange bestehender Krankheit oft gelitten hat, wieder her.
12. Sie ermöglicht optimale Gesundheit, Leistungsfähigkeit und Lebensfreude.

Das Buch ist zwar ein unentbehrlicher Helfer in der schwierigen und leider so vernachlässigten Behandlung lebensbedingter Krankheiten, kann aber den Arzt nicht ersetzen. Denn es gibt keine Krankheitsgruppe, bei welcher der Kranke eine so starke und sichere, aber doch sehr behutsame Führung nötig hat wie bei den lebensbedingten Krankheiten. Findet sich doch hier oft die Tatsache, daß dem Kranken die Lebensumstände nicht als die Ursachen seiner Erkrankungen bewußt sind oder er mit seinen *schwachen Punkten* – die ihm wohl bewußt sein können – aus eigener Kraft nicht fertig wird: In dieser Lage bedarf er der sicheren Hand eines erkennenden Arztes. Möge aus dem Zusammenwirken dieses Buches mit einem ganzheitlich denkenden Arzt der größtmögliche Segen erwachsen.

Bücher von Dr. med. M. O. Bruker

Unsere Nahrung – unser Schicksal

Mit diesem Buch schuf Dr. M. O. Bruker ein Standardwerk der Ernährungswissenschaft. Als praktizierender Chefarzt schöpft er aus seinem umfangreichen Wissen und führt jeden Leser zum Verständnis der wahren Ursache von ernährungsbedingten Zivilisationskrankheiten. Es gibt keine Frage in bezug auf Ernährung, die in diesem Buch nicht besprochen ist.

Idealgewicht ohne Hungerkur

mit Rezepten von Ilse Gutjahr

Dies ist kein Diätbuch üblicher Prägung und enthält keine trockenen Theorien und kein Gestrüpp von Verboten, sondern hier wird eine ganz aus der Erfahrung geborene Methode gezeigt, die ihre Bewährungsprobe schon lange hinter sich hat. So unwahrscheinlich es klingt, nicht das Zuvielessen erzeugt Fettsucht und die begleitenden Krankheiten, sondern ein Zuwenig, d. h. der Mangel an bestimmten Nahrungsstoffen. So ist dies ein äußerst guter und praktischer Ratgeber für jeden Übergewichtigen und für alle, die ihr Gewicht halten wollen.

Stuhlverstopfung in 3 Tagen heilbar

mit Rezepten von Ilse Gutjahr

Selbst die hartnäckigste Stuhlverstopfung kann ohne Abführmittel geheilt werden! Durch einfache Nahrungsumstellung und Änderung der Lebensbedingungen kann jeder Stuhlverstopfte von seinem jahrelangen Übel befreit werden!

Herzinfarkt, Herz-, Gefäß- und Kreislauferkrankungen

Die Herz- und Kreislaufkrankheiten nehmen von Jahr zu Jahr zu, angeführt von der Todesursache Nr. 1: dem Herzinfarkt!
Die Ursachen hierfür können vermieden werden. Diese sind vor allem ein Mangel an Vitalstoffen durch die heutige denaturierte Kost.

Diabetes und seine biologische Behandlung

mit Rezepten von Ilse Gutjahr

Auch wenn es die offizielle Medizin noch nicht wahrhaben will: Durch konsequente Umstellung der Ernährung auf Vollwertkost besteht bei der Zuckerkrankheit (Diabetes mellitus) Aussicht auf erhebliche Besserung der Stoffwechsellage. Dies kann, je nach Schweregrad der Erkrankung, bis zur Befreiung von Tabletten und Spritzen führen.

Vorsicht Fluor

Dies ist eine Sammlung von wichtigen Materialien zur Wahrheitsfindung für Eltern, Zahnärzte, Ärzte, Krankenkassen, Behörden und Politiker. Zahnkaries ist keine Fluormangelkrankheit, trotzdem wird die Verabreichung von Fluoridtabletten und die Trinkwasserfluoridierung weltweit propagiert. In dieser Dokumentation wird aufgezeigt, daß der Nachweis der Unschädlichkeit bis heute nicht erfüllt wurde. Die Fluoridierung ist zu einem Politikum geworden, da es nicht so sehr um medizinische Fragen, sondern um wirtschaftliche Interessen geht.

Aufmerksamkeiten

365 Zitate, Sprüche, Aphorismen – für jeden Tag des Jahres einen –, die aufmerksam und nachdenklich machen und motivieren, sind gute Begleiter im Leben.

Kleinschriften von Dr. M. O. Bruker

Vom Kaffee und seinen Wirkungen

Kaffee ist eine Droge und führt in Abhängigkeit wie Alkohol und Nikotin.
Regelmäßiger Kaffeegenuß bringt gesundheitliche Nachteile, die sich besonders als Kreislaufstörungen und Leistungsminderung äußern. Aber auch zahlreiche andere Nebenwirkungen beschreibt Dr. Bruker. Nach dem Lesen dieser Kleinschrift werden Sie den Genuß von Kaffee als Handlung wider besseren Wissens verstehen.

Ärztliches Memorandum zur industriellen Nutzung der Atomenergie

Als verantwortlich vorausdenkender Arzt zeigt Dr. M. O. Bruker anschaulich auf, daß die Energiegewinnung durch Atomkernspaltung die »schmutzigste« und gefährlichste ist. Das Heimtückische liegt darin, daß sich die Erbschäden durch radioaktive Substanzen erst in der 3. Generation bemerkbar machen.
Wenn Sie leicht verständliche Hintergrundinformationen suchen, dann informieren Sie sich durch diese preiswerte Kleinschrift.